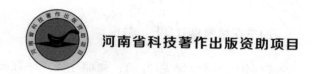

河南省科技著作出版资助项目

ECMO
应用及管理

ECMO YINGYONG JI GUANLI

郑 蔚 张 丽 主编

U0222360

河南科学技术出版社
·郑州·

图书在版编目（CIP）数据

ECMO 应用及管理/郑蔚，张丽主编. —郑州：河南科学技术出版社，2017. 9（2023.3重印）

ISBN 978 − 7 − 5349 − 8942 − 1

Ⅰ．①E⋯　Ⅱ．①郑⋯　②张⋯　Ⅲ．①体外循环　Ⅳ．①R654.1

中国版本图书馆 CIP 数据核字（2017）第 206506 号

出版发行：河南科学技术出版社

地址：郑州市经五路66号　　邮编：450002

电话：(0371) 65788613　65788625

网址：www. hnstp. cn

策划编辑：李喜婷　范广红　胡　静

责任编辑：胡　静

责任校对：曹雅坤

封面设计：张　伟

责任印制：张艳芳

印　　刷：三河市同力彩印有限公司

经　　销：全国新华书店

幅面尺寸：170 mm×240 mm　　印张：12.5　　字数：204 千字

版　　次：2023 年 3 月第 2 次印刷

定　　价：128.00 元

编写人员名单

主　编　郑　蔚　张　丽
副主编　刘小军　李付华　吕会力　张　苇
　　　　刘　慧
编　委　祁绍艳　李俊玲　郭学娜　李玉雪
　　　　余海彬　史艳萍　陈晓娟　赵雪茹
　　　　郝　娜　钟　方

前　言

体外膜肺氧合（extracorporeal membrane oxygenation，ECMO）是抢救垂危患者生命的新技术。ECMO 技术源于心外科的体外循环，1975 年成功用于治疗新生儿严重呼吸衰竭。1980 年，美国密执根医学中心 Bartlett 医生领导并建立了第一个 ECMO 中心，随后世界各地相继建立了多个 ECMO 中心。近 10 年来，随着新的医疗方法的出现，ECMO 技术有了很大的改进，应用范围较以前扩大。

近几年，我国重症医学、急诊、心血管、呼吸、麻醉、体外循环等专科纷纷开展此项技术，尤其在急危重症患者循环和呼吸支持方面起着积极有效的作用。ECMO 的本质是一种改良的人工心肺机，最核心的部分是氧合器和血泵，分别起人工肺和人工心的作用。为促进河南省重症医学学科繁荣发展，促进不同学术思想融合，不断推动重症医学进步与创新，河南省开展体外生命支持的医院越来越多，并且仍在快速发展壮大，缩短着与国际先进水平的距离。

为此，借河南省生命关怀协会体外生命支持专业委员会成立之际，郑州大学第二附属医院从事 ECMO 临床工作的医护人员编写了《ECMO 应用及管理》一书。本书适用于重症医学、急诊、心血管、呼吸、麻醉、体外循环等相关专科医护人员。

由于作者水平有限，书中可能存在不足之处，恳请广大读者提出宝贵意见及建议。

郑　蔚　张　丽　刘小军

2017 年 8 月 10 日

目　录

第一章 ECMO 的历史和概况

ECMO 是体外膜肺氧合（extracorporeal membrane oxygenation）的英文简称。ECMO 是一种持续体外生命支持手段，通过体外设备较长时间全部或部分代替心脏、肺脏功能，使心脏、肺脏得以充分休息，为心脏、肺脏病变治愈及功能恢复争取时间。ECMO 可以有效地改善低氧血症，避免长期高氧吸入所致的氧中毒，避免机械通气所致的气道损伤，使心脏功能得到暂时的辅助支持，增加心排血量，改善全身循环灌注，保证循环稳定，为心脏功能的恢复赢得时间。

第一节 ECMO 的历史

一、ECMO 的起源

ECMO 来源于体外循环，最初是通过体外血液气体交换来治疗可逆性的呼吸衰竭，继而成为手术室外各种原因引起的心肺功能衰竭的暂时性替代措施，并取得了一定的治疗效果。

1953 年，Gibbon 等人发明了体外循环机并在 20 世纪 50 年代应用于临床，开创了心脏外科，由于当时的体外循环机和氧合器对血细胞和蛋白质产生严重影响，所以使用时间被限制在 1～2 h。

1956 年，第一个膜式氧合器诞生并在临床上应用，使 ECMO 长时间氧合成为可能。随后，以硅橡胶作为气体交换薄膜的膜式氧合器在长时间心肺转流（CPB）中得到应用。随着 ECMO 的发展和演变，ECMO 使用的时间由最初的几个小时增加为几天，甚至几周。

1975 年，美国国立卫生研究院（National Institutes of Health，NIH）进行的一项有关成人急性呼吸窘迫综合征（acute respiratory distress syndrome，ARDS）患者长时间体外循环支持效果的研究发现结果很不理想，致使

ECMO治疗 ARDS 的大规模研究中止了约 10 年。

二、ECMO 的发展

(一) ECMO 的里程碑

1972 年，Bartlett 用 ECMO 对一个 2 岁心脏术后严重心力衰竭的患儿实施 ECMO 治疗，36 h 成功脱机。

1975 年，Bartlett 首先报道了 ECMO 在新生儿中的应用。1 名弃婴因胎粪吸入，导致严重呼吸衰竭，经 ECMO 72 h 支持，患儿得救。

1988 年，Gomell 等发表一篇临床报告，12 例呼吸衰竭患儿用 ECMO 有 11 例存活，而用常规呼吸支持疗法的患儿无 1 例存活。

1993 年，北京阜外医院成功应用 ECMO 抢救 1 例严重肺功能衰竭患者。

2005 年，Macintosh 等报道了应用 ECMO 抢救 1 例非特异性间质性肺炎的儿童，并首次提出了应用 ECMO 可以减轻肺脏功能负担，为后续治疗争取了时间。以此为标志，ECMO 的临床应用进入了一个全新的阶段。

(二) ECMO 成功率在不断提高

1975 年，NIH 调查显示，对于成人 ARDS 用常规方法治疗生存率为 8%，而用 ECMO 治疗的生存率也仅为 10%，两种治疗效果无明显差异。

1982 年，Bartlett 等总结 45 例新生儿实施 ECMO 的病例，其生存率为 55%。在这组患儿中，仅在传统治疗方法无效，由主治医师级别以上的医生确定患儿濒临死亡时才实施 ECMO。结果这些预期死亡率为 90% 的患儿取得了超过 50% 的存活率。

1993 年，Zwischenberger 等在对 5 000 例用 ECMO 治疗的呼吸衰竭患儿研究中发现，患儿的平均存活率由早期的 20% 提高到目前的 82%，已成为机械通气和药物治疗无效的新生儿呼吸衰竭的标准治疗方法。

1997 年，Kolla 等报道，密歇根大学对 100 例成人患者采用结合 ECMO 的呼吸治疗，患者存活率为 54%。

多项研究表明，ECMO 可显著降低新生儿急性肺损伤及小儿急性呼吸衰竭的死亡率。ECMO 治疗儿童呼吸衰竭的效果显著提高，平均存活率由早期的 10% 提高到目前的 39%～66%。然而在成人呼吸衰竭的治疗中，ECMO

仍缺乏循证医学依据。近年来，随着 ECMO 技术的不断进步和完善，采用 ECMO 治疗重度呼吸衰竭逐步取得较好的临床效果。

2015 年 1 月发布的体外生命支持组织（extracorporeal life support organization，ELSO）统计数据显示，截止到 2014 年年底，全世界共有 65 171 例患者接受 ECMO 支持，成功率达 71.00%，其中新生儿和儿童病例 50 903 例，成功率达 74.86%。尤其是应用 ECMO 治疗甲型 H1N1 感染所致的重度呼吸衰竭患者，存活率高达 79.00%。

（三）ECMO 的进展

1. ECMO 应用范围的扩大

（1）由仅支持心脏转为心肺联合支持：1970 年，Baffes 等报道首例 ECMO 用于心脏支持。随后，ECMO 的应用范围逐渐从心脏手术的循环支持，发展到对新生儿先天性肺部疾病及 ARDS 的支持。

1972 年，Hill 用 ECMO 对一位 24 岁多脏器损伤合并呼吸窘迫综合征患者进行了救治，历时 75 h 并取得成功。

1975 年，ECMO 已经成为新生儿急性肺损伤的标准治疗手段，与此同时，一些医院用同样的方法治疗严重的心功能不全和呼吸功能不全，这是吸入 NO、高频振荡通气、肺泡表面活性物质替代等治疗措施都无法实现的。

（2）ECMO 在供体移植中的应用：近年来，ECMO 在移植供体的获得中发挥积极作用，对重症慢性肺功能衰竭和心力衰竭不能维持正常新陈代谢的患者，ECMO 支持可维持充足的组织灌注和稳定的内环境，阻断病理生理的恶性循环，为患者等待移植供体赢得充分的时间，并在肺脏或心脏的移植术后使其功能得到尽快恢复。

某些脑死亡患者（如严重外伤）进行器官捐献需要通过一系列的法律手续和临床检查（如组织配型、血管造影等），ECMO 支持可避免大剂量正性肌力药物或血管活性药物的应用，阻断病理生理的恶性循环，提高移植供体的质量，并在移植术后使被移植器官功能能得到尽快恢复。

（3）ECMO 适应证的不断扩大：随着 ECMO 技术的不断完善，适应证不断扩大，以往的禁忌证患者也可得到救治。例如，以往 ECMO 不宜用于胎龄小于 34 周的新生儿呼吸支持，现在可用 ECMO 救治胎龄在 32 周的早产儿，其生存率可达 40%；以往将颅脑出血列为 ECMO 的绝对禁忌，现在认为此时患者通过 ECMO 的救治，尚有一线存活的希望；以往机械通气时间在 7～10 d 的小儿患者不适宜用 ECMO，现在认为此时限可放宽至 10～14 d。

（4）ECMO 在心脏复苏中的应用：传统心肺复苏（CCPR）只能为心脏和脑提供不到 25% 的血流。在基础生命支持和加强生命支持阶段，有时常规的抢救治疗方案难以奏效，需要考虑使用主动脉内球囊反搏（intra-aortic balloon counterpulsation，IABP）、ECMO 等机械辅助循环支持。有大量研究证实，在心脏停搏时间短、心肺复苏（CPR）时间长的情况下，患者经 ECMO 的有效支持可等待心脏功能的恢复。

CPR 只能产生心脑低灌注，不足以维持生物学生命。Massimo 等研究提示，CPR 联合 ECMO 技术在提高主动脉压力和冠状动脉血流方面明显优于单一的 CPR。CPR 的成功基础是提高主动脉的压力和冠状血管的血流，ECMO 建立后即使是自主循环和自主呼吸还没有恢复，主动脉及冠状动脉内的血流为经氧合器氧合了的动脉血，血氧饱和度和氧分压都达到生理需求。因而 ECMO 能有效地为 CPR 患者提供一定的氧供及稳定的循环血量，及时有效地恢复心、脑等重要脏器的血供和氧供，为大脑提供稳定的氧合血灌流，减轻缺血后的脑损伤，为脑复苏的最后成功提供了前提条件。同时还可减轻心脏的前后负荷，增加各器官的灌注压，使器官功能得到维持，为 CPR 患者的全面恢复提供前提条件。ECMO 还可酌情控制机体温度并进行亚低温治疗，对脑复苏具有重要作用。

（5）ECMO 在感染中的应用：20 世纪 90 年代，针对感染性休克，ECMO 是禁忌证，随着 ECMO 治疗技术和器材的改进，原来的禁区被不断突破，国内外专家研究证实，ECMO 对感染性休克患者也可以进行有效的救治。一些急性中毒的患者可因循环和呼吸衰竭而迅速死亡，通过 ECMO，一方面提供有效呼吸循环支持，另一方面可通过人工肾、人工肝有效地将毒物快速排泄，从而挽救此类患者的生命。同时，高流量的 ECMO 还可有效地对此类患者进行支持，有利于患者的早日康复。

2. ECMO 插管方法的改进

传统 ECMO 管路的建立采用正中开胸的方式，胸骨保持敞开状态，损伤较大。直到 20 世纪 90 年代初，伴随薄壁插管的产生，几乎在所有病例中，插管技术均从外科切开插管转向经皮穿刺插管。目前在手术室外由经过专门训练的专业人员（重症监护治疗病房、急诊科、介入科医生）均可通过经皮穿刺插管的方法建立 ECMO，维持良好的引流和灌注，并使 ECMO 建立速度明显加快。

3. ECMO 氧合器的进展

鼓泡式氧合器于 1953 年成功应用于体外循环心脏直视手术，但并发症较多，应用时间仅数小时。1956 年 Clowes 等研发了气体交换膜，随着交换膜材料的不断改进，仿生呼吸的膜式氧合器（又称膜肺）逐渐在临床普及使用。氧合器的气体交换能力强、生物相容性好、血液破坏少、气栓发生率低，尤其是纤维氧合器良好的稳定性和安全性为长时间体外氧合应用提供了可能。

科技进步在很大程度上推动了现代 ECMO 的进展，与过去的硅树脂膜氧合器和滚压泵相比，聚甲基戊烯氧合器和离心泵有更好的生物相容性和耐久性，从而使现代 ECMO 需要更少的抗凝剂、更少的血液制品消耗及更少的电路组件联合，同时也加强了 ECMO 的安全性。1988 年 Bindslev 等报道用肝素涂层新型氧合器建立 ECMO，可减少肝素用量和出血。Cottrell 等在 ECMO 治疗中应用抑肽酶保护血小板。

ECMO 技术要求氧合器具有长时间的气体交换能力，硅胶氧合器在这方面虽有特长，但其交换能力有限，预充量大，阻力高，无抗凝涂层。现在的一些中空纤维氧合器经过涂层处理后，不仅可保持长时间良好的气体交换能力，还具有抗凝、抗血浆渗透的功能。

4. ECMO 离心泵的进展

传统的 ECMO 使用滚压泵，它有精确性高、对血液破坏性小、血流无回流等优点，但其预充量大，体积笨重，泵管使用寿命有限（3～4 d），需定时调换泵管的位置。老式离心泵精确性差，驱动力小，血液损伤大，易发热，在基底易产生血栓。新型离心泵克服了上述问题，泵头以涡轮设计，增加血液驱动力，对血液摩擦力小，减轻了热量和血栓的产生，其流量控制较为精准，同时通过流量监测反馈系统，使离心泵保持一定转速，防止血液倒流。Skorckert Ⅲ 型离心泵为 ECMO 设计有温度监测、压力监测。Jostra 离心泵设计轻巧，使整个 ECMO 系统可手提，利于院外急诊抢救。Modos 离心泵体积小，可以进行搏动灌注。从体积上来看，ECMO 系统将向轻巧、实用、便于转运的方向发展。

5. ECMO 的转诊

小型化和便携式的电路组件是另一个促进 ECMO 进展的重要方面。掌上电脑适配器和超小型移动系统的广泛应用，使过去无法转诊至 ECMO 中心的患者，现在可以安全转运，而且小型化、便携式的系统也可以用于院内转运，目前已有足够的经验证实，使用 ECMO 的患者行 CT 检查的安全性，从而为后续治疗提供了宝贵的信息。

三、ECMO 学术组织

1980 年，美国密西根大学建立了 ECMO 登记注册制度。

1984 年，John Toomasain 创建了新生儿 ECMO 登记注册。

1986 年，Bartlett 的主持并初步建立 ECMO 的资料登记系统，每年进行 ECMO 的数据分析，清晰展示 ECMO 经验教训，明确了 ECMO 的方向，推进了 ECMO 的发展。

1988 年，Bartlett 在密歇根大学举办 ECMO 学习班，培训大量 ECMO 专业人才。

1989 年，第一届 ECMO 学术会议在 Ann Arbor 举行，并成立专业委员会——ELSO。

第二节　我国 ECMO 的发展过程

与全球其他发达国家和地区相比，我国大陆 ECMO 起步晚、发展缓慢。直到 2002 年第 1 例 ECMO 治疗由广东省中山市人民医院完成后，北京和上海相继才有将 ECMO 应用于成人心脏支持的报道，而 ECMO 应用于小儿的病例报道则始于 2008 年。

ELSO 数据表明，截止到 2015 年，我国大陆完成 ECMO 总数为 778 例，病例构成比则与全球情况相反，成人 622 例，占 79.94%，儿童 147 例，占 18.90%，新生儿 9 例，占 1.16%。当前我国大陆儿童 ECMO 应用滞后，还与我国经济发展有关，不少人仍在顾虑相对昂贵的医疗费用。ELSO 数据显示，全球 ECMO 在新生儿和儿童应用成功率为 79.86% 和 74.92%，而我国大陆仅为 33% 和 43%，差距明显。

图 1－1 显示了 ELSO 2016 年 1 月公布的 ECMO 注册医院和病例数。

表 1－1 列出了 ELSO 2016 年 1 月公布的 ECMO 总例数、分类例数和结果。

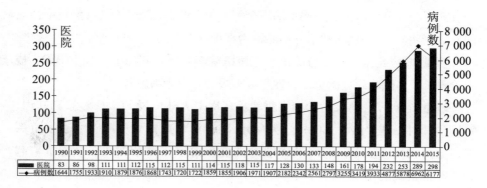

图 1 – 1　ELSO 2016 年 1 月公布的 ECMO 注册医院和病例数

表 1 – 1　ELSO 2016 年 1 月公布的 ECMO 总例数、分类例数和结果

患者分类	治疗方法	例数	成功撤机		出院	
			例数	百分数（%）	例数	百分数（%）
新生儿	呼吸支持	28 723	24 155	84. 10	21 274	75. 63
	循环支持	6 269	3 885	61. 97	2 599	41. 46
	急诊抢救	1 254	806	64. 27	514	41. 29
儿童	呼吸支持	7 210	4 787	66. 39	4 155	57. 63
	循环支持	8 021	5 341	66. 59	4 067	50. 70
	急诊抢救	2 788	1 532	54. 95	1 144	41. 03
成人	呼吸支持	9 102	5 989	65. 80	5 254	57. 72
	循环支持	7 850	4 394	55. 97	3 233	41. 18
	急诊抢救	2 379	948	39. 85	707	29. 72
总例数		73 596	51 837	70. 43	42 947	58. 06

一、我国 ECMO 的起步

1958 年，在苏鸿熙教授的领导下，中国体外循环成功实施。它推动了中国体外循环和心脏直视手术的发展。

1966—1976 年，体外循环工作处于停滞状态。之后的改革开放政策，又使中国体外循环进入了新的发展阶段。

1993 年，杨天宇等医生首次发表了有关 ECMO 的文章。医生对 1 例心脏手术后急性呼吸功能衰竭的老年患者成功进行了 3 d 救治。在救治过程中采用开放式氧合器进行转流，且治疗期间全程采用全肝素抗凝，ACT（激活凝血时间）大于 480 s，但此次救治并不能称为真正意义上的 ECMO。

直到 20 世纪末，广东省中山市人民医院李斌飞在临床上开展 ECMO，成功抢救了很多濒临死亡的重症急性呼吸衰竭和心力衰竭患者。

21 世纪初，台湾大学的柯文哲教授多次来大陆传授 ECMO 经验和知识。特别是针对一些开展了 ECMO 工作的医院，如北京阜外医院、北京安贞医院、上海胸科医院等，进行了详细的讲解和指导，对 ECMO 在全国推广起到了非常重要的作用。

二、我国 ECMO 的发展

2003 年，非典型肺炎（severe acute respiratory syndrome，SARS）在全国范围内暴发，常规治疗无效，而 ECMO 是此类患者的最佳治疗措施，ECMO 的应用得到更高程度的重视，使许多学者认识到体外氧合在危急重症患者中的治疗价值。2006 年，我国学者报道 11 例因常规心肺复苏无效或复苏后持续低心排血量的患者行 ECMO 治疗后，有 6 例顺利康复出院。2008 年，全国有 43 家医院可开展 ECMO，总例数为 185 例。

2009 年，在甲型 H1N1 流感危重症患者治疗中的 ECMO 辅助呼吸支持在我国得到了快速发展，成功率达到了 80%，为静脉－静脉体外膜肺氧合（V－V ECMO）在国内的发展奠定了良好基础。我国 ECMO 病例临床资料总结与全球数据呈现出不同的病种分布特点和相反的临床结果。339 例患者中 ECMO 呼吸支持仅 65 例，相应成功脱机率在新生儿、儿童、成人中分别为 0、18% 和 28%，远远低于 ELSO 公布的全球平均水平。其原因在于病例资料少、安装不及时、并发症多等。

2009 年 1 月至 2012 年 12 月，广州军区总医院采用 ECMO 支持完成 39 例脑心双死亡供者的器官捐赠（donation after brain and cardiac death，DBCD），ECMO 辅助 DBCD 器官获取可避免热缺血损伤，获得更满意的移植效果。

ECMO 是一个综合系统的工作，反映国家和医院的整体水平。开展 ECMO 工作必须具备一定的条件，除了患者要承担昂贵的医疗费用以外，开展单位还需拥有完备的医疗设施和由专业技术人员组成的团队。我国患者严重呼吸功能不全的发病率较高，但技术人员缺乏、对 ECMO 的认识不足或存在不同看法，以及经济条件的限制，使我国开展 ECMO 的工作大大落后

于发达国家。随着我国医疗卫生条件的改善、经济水平的提高，开展 ECMO
工作的条件日趋成熟，今后应加强这方面的研究和临床实践。但是我们深信
在不远的将来，随着国家经济不断发展、医疗技术不断成熟，我国 ECMO
辅助支持将步入快速增长的发展阶段，更好、更多地为患者服务。

主要参考文献

[1] LIM M W. The history of extracorporeal oxygenators [J]. Anaesthesia,
2006, 61 (10): 984 – 995.

[2] BROWDIE D A, DEANE R, SHINOZAKI T, et al. Adult respiratory dis-
tress syndrome (ARDS), sepsis, and extracorporeal membrane oxygenation
(ECMO) [J]. The journal of trauma, 1997, 17 (8): 579 – 586.

[3] 龙村，麦凡，齐文安，等. 体外循环氧合器支持疗法（附一例临床报
告）[J]. 中国循环杂志，1993, 8 (8): 487 – 489.

[4] MACINTOSH I, BUTT W W, ROBERTSON C F, et al. Extending the lim-
its of extracorporeal membrane oxygenation: lung rest for a child with non –
specific interstitial pneumonia [J]. Intensive care medicine, 2005, 31
(7): 993 – 996.

[5] BOHN D. Pushing the boundaries for the use of ECMO in acute hypoxic re-
spiratory failure [J]. Intensive care medicine, 2005, 31 (7): 896 – 897.

[6] PETROU S, EDWARDS L. Cost effectiveness analysis of neonatal extracor-
poreal membrane oxygenation based on four year results from the UK collabo-
rative ECMO Trial [J]. Archives of disease in childhood – Fetal and neo-
natal edition, 2004, 89 (3): F263 – F268.

[7] GREEN T P, TIMMONS O, FACKLER J C, et al. The impact of extracor-
poreal membrane oxygenation on survival in pediatric patients with acute re-
spiratory failure [J]. Critical care medicine, 1996, 24 (2): 323 – 329.

[8] SOUSSI S, GALLAIS P, KACHATRYAN L, et al. Extracorporeal mem-
brane oxygenation in burn patients with refractory acute respiratory distress
syndrome leads to 28% 90 – day survival [J]. Intensive care medicine,
2016, 42 (11): 1826 – 1827.

［9］ PADEN M L, ONRAD S A, Rycus P T, et al. Extracorporeal life support or-
ganization registry report 2012 ［J］. ASAIO journal, 2013, 59 (3): 202 – 210.

［10］ CHENG R, RAMZY D, AZARBAL B, et al. Device strategies for patients
in INTERMACS profiles 1 and 2 cardiogenic shock: double bridge with ex-
tracorporeal membrane oxygenation and initial implant of more durable de-
vices ［J］. Artificial organs, 2017, 41 (3): 224 – 232.

［11］ 谢钢, 宁晔, 蒋崇慧, 等. 体外膜肺氧合在严重肺挫伤中的应用研究
［J］. 中华急诊医学杂志, 2005, 14 (2): 136 – 139.

［12］ MASSIMETTI M, TASLE M, LE PAGE O, et al. Back from irreversibili-
ty: extracorporeal life support for prolonged cardiac arrest ［J］. The annals
of thoracic surgery, 2005, 79 (1): 178 – 184.

［13］ CHEN Y S, CHAO A, YU H Y, et al. Analysis and results of prolonged
resuscitation in cardiac arrest patients rescued by extracorporeal membrane
oxygenation ［J］. Journal of the american college of cardiology, 2003, 41
(2): 197 – 203.

［14］ 于坤, 龙村, 黑飞龙, 等. 体外膜肺氧合在抢救危重心脏病患者心搏
骤停中的作用 ［J］. 中华急诊医学杂志, 2007, 16 (1): 13 – 16.

［15］ 范慧敏, 卢蓉, 李健, 等. 机械辅助循环在治疗心力衰竭患者中的作
用 ［J］. 中华急诊医学杂志, 2007, 16 (3): 302 – 305.

［16］ OBERHAMMER R, BEIKIRCHER W, HIRMANN C, et al. Full recovery
of an avalanche victim with profound hypothermia and prolonged cardiac ar-
rest treated by extracorporeal re-warming ［J］. Resuscitation, 2008, 76
(3): 474 – 480.

［17］ GHEZ O, FOUILLOUX V, CHARPENTIER A, et al. Absence of rapid
deployment extracorporeal membrane oxygenation (ECMO) team does not
preclude resuscitation ECMO in pediatric cardiac patients with good results
［J］. ASAIO journal, 2007, 53 (6): 692 – 695.

［18］ ALSOUFI B, AL – RADI O O, NAZER R I, et al. Survival outcomes after
rescue extracorporeal cardiopulmonary resuscitation in pediatric patients with
refractory cardiac arrest ［J］. Journal of thoracic and cardiovascular surgery,
2007, 134 (4): 952 – 959.

[19] SUNG K, LEE Y T, PARK P W, et al. Improved survival after cardiac arrest using emergent autopriming percutaneous cardiopulmonary support [J]. The annals of thoracic surgery, 2006, 82 (2): 651 –656.

[20] ENGLE W A, WEST K W, HOCUTT G A, et al. Adult outcomes after newborn respiratory failure treated with extracorporeal membrane oxygenation [J]. Pediatr Crit Care Med, 2017, 18 (1): 73 –79.

[21] ZIELINSKA M, BARTKOWSKA – SNIATKOWSKA A, CHECINSKA M, et al. Extracorporeal membrane oxygenation (ECMO) as a rescue treatment in acute respiratory distress syndrome caused by AH1N1 virus infection [J]. The Indian journal of medical research, 2016, 144 (4): 630 –632.

[22] DE MOS N , VAN LITSENBURG R R, MCCRINDLE B, et al. Pediatric in – intensive – care – unit cardiac arrest: incidence, survival, and predictive factors [J]. Critical care medicine, 2006, 34 (4): 1209 –1215.

[23] MASIAKOS P T, ISLAM S, DOODY D P, et al. Extracorporeal membrane oxygenation for nonneonatal acute respiratory failure [J]. Archives of surgery, 1999, 134 (4): 375 –379.

[24] BUTT W, MACLAREN G. Extracorporeal membrane oxygenation 2016: an update [J]. F1000 Research, 2016, 26 (5): 750.

[25] 许煊, 封志纯, 洪小杨, 等. 体外膜氧合支持治疗成功小儿重症肺炎合并心肺功能衰竭一例 [J]. 中华儿科杂志, 2009, 47 (11): 852 –855.

[26] 于坤, 龙村, 宋云虎, 等. 体外膜肺氧合治疗用于心肺复苏的临床研究 [J]. 中国急救医学, 2006, 26 (12): 911 –914.

[27] 霍枫, 汪邵平, 李鹏, 等. 体外膜肺氧合用于脑心双死亡供者器官获取的流程和方法 [J]. 中华器官移植杂志, 2013, 34 (7): 396 –400.

[28] 段欣. 体外膜肺氧合在 2009 重症甲型 H1N1 流感患者中的应用 [J]. 中国危重病急救医学, 2010, 22 (7): 440 –442.

[29] 段大为, 李彤, 秦英智, 等. 体外膜肺氧合在甲型 H1N1 流感患者肺功能支持中的应用 [J]. 中国危重病急救医学, 2010, 22 (3): 161 –163.

[30] 程晔, 陆铸今, 闫宪刚, 等. 儿童体外膜肺氧合术后随访分析 [J]. 中华儿科杂志, 2016, 54 (11): 847 –850.

第二章　ECMO 设备和原理

ECMO 是体外循环技术范围的扩大和延伸，能够在较长时间内，部分或全部代替患者心肺功能，维持机体各器官的氧供，对严重的心肺功能衰竭及危及心肺功能的创伤、中毒、感染及危重的手术患者恢复争取更多的时间，可提供短暂或长时间的心肺支持。

第一节　ECMO 设备

ECMO 设备的结构组成包括循环系统动力部分即离心泵、呼吸系统气体交换部分即氧合器、空气－氧气混合调节器、变温水箱、各种血液参数监测仪及其他附加装置。如图 2－1 所示。

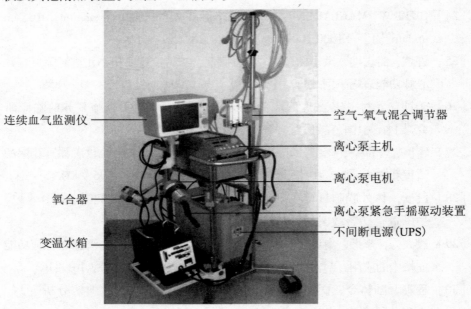

图 2－1　ECMO 设备

一、离心泵

(一) 离心泵的结构

1. 驱动部分

驱动部分由电机和泵头组成。电机带动磁性转子高速旋转，转子磁力带动密封泵头内的磁性轴承及其上的圆锥部旋转产生离心力。

2. 控制部分

离心泵采用计算机技术达到操作简便、调节精确、观察全面的要求，可以对自身状态进行检测，一旦出现问题，及时报警并出现提示信息以利于调整，且所有离心泵都有流量、转速两个窗口同时显示。每个离心泵配有一个流量传感器，分为电磁传感和超声多普勒两种类型。电磁流量传感器精确度高，干扰因素小，但需要一次性消毒特制探头；超声多普勒传感器不需要探头，可反复使用。

离心泵结构如图 2-2 所示。

(二) 使用离心泵注意事项

(1) 每天检查备用电源情况。

(2) 设置高、低流量报警，防止流量骤减，增加心脏负担。

(3) 勤观察负压读数、静脉管路是否颤动。

(4) 注意离心泵头内是否有异常声音（评估是否有血栓）。

(5) 定期检查血流量数值。

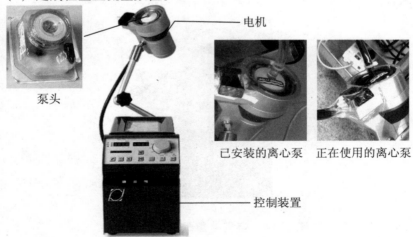

电机

泵头

已安装的离心泵　　正在使用的离心泵

控制装置

图 2-2　离心泵

二、氧合器

氧合器是 ECMO 的气体交换装置。根据制造材质，可将氧合器分为两大类：硅胶膜氧合器和中空纤维氧合器。中空纤维氧合器有聚丙微孔和聚甲基戊烯无孔型两种。常见的不同品牌的氧合器如图 2-3 所示。

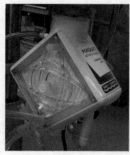 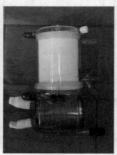 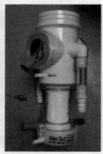 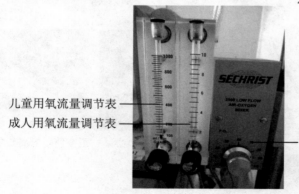

a.迈柯唯（MAQUET）　b.美敦力（Medtronic）　c.泰尔茂（TERUMO）　d.米道斯氧合器
　氧合器　　　　　　　　氧合器　　　　　　　　氧合器

图 2-3　不同品牌氧合器

三、空气 - 氧气混合调节器

空气 - 氧气混合调节器（图 2-4）为氧合器提供一定流量与氧气百分比的气体，由氧气浓度调节表、成人和儿童用氧流量调节表三部分构成，连接于氧合器，为氧合器提供氧气并排出二氧化碳。

儿童用氧流量调节表 ———
成人用氧流量调节表 ———
　　　　　　　　　　　　　——— 氧气浓度调节表

图 2-4　空气 - 氧气混合调节器

（1）氧气浓度调节表：控制氧气浓度。

（2）用氧流量调节表：主要控制二氧化碳清除率，小儿患者使用或成人患者考虑撤机时，会使用儿童用氧流量调节表。

四、变温水箱

变温水箱主要由主机、温度组件、热交换器等部分组成（图2-5）。

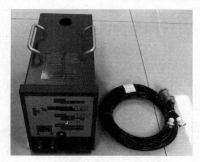

图2-5　变温水箱

五、UPS

UPS（图2-6），即不间断电源，是将蓄电池（多为铅酸免维护蓄电池）与主机相连接，通过主机逆变器等模块电路将直流电转换成市电的系统设备。主要用于给单台计算机、计算机网络系统或其他电力电子设备如电磁阀、压力变送器等提供稳定和不间断的电力。当市电输入正常时，UPS 将市电稳压后供应给负载使用，此时的 UPS 就是一台交流市电稳压器，同时它还向机内电池充电；当市电中断（事故停电）时，UPS 立即将电池的直流电能通过逆变零切换转换的方法向负载继续供应 220 V 交流电，使负载维持正常工作并保护负载软件、硬件不受损坏。UPS 设备通常对电压过高或电压过低都能提供保护。

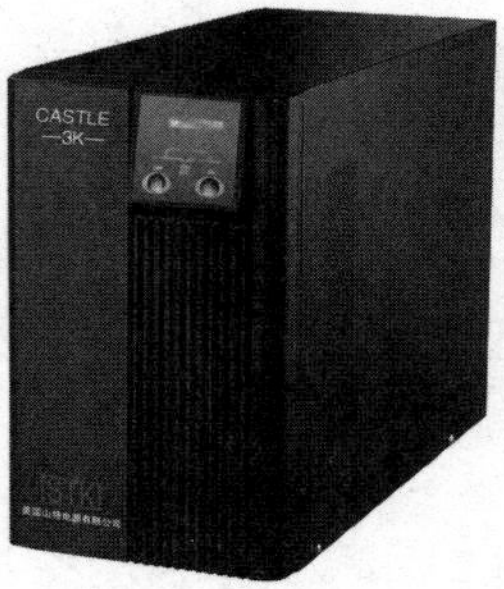

图2-6　UPS

六、监测设备

ECMO 系统监测设备包括动、静脉血氧饱和度监测仪，流量测定装置，离心泵负压监测装置，ACT 监测仪，APTT（部分活化凝血酶原时间）监测仪，气泡监测仪，动态血气监测仪，压力监测器等设备。

（一）动、静脉血氧饱和度监测仪

动、静脉血氧饱和度监测仪（图 2 - 7）通过旋转止血阀将探头伸入管路的血流中，探头就是一个反射性分光亮度计，光学模组测量反射光并将其转化为电子信号，显示计算所得的氧饱和度。

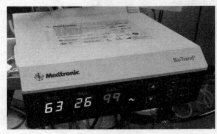 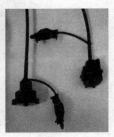

监测仪 探头

图 2 - 7　动、静脉血氧饱和度监测仪及其探头

（二）流量测定装置

超声流量仪可精确地测量 ECMO 离心泵的流量，对判断 ECMO 系统中的旁路血液灌注有非常重要的作用。

1. 流量监测探头（图 2 - 8）

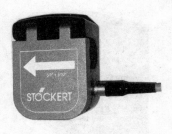

图 2 - 8　流量监测探头

2. 流量监测仪（图2-9）

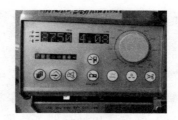

图2-9　流量监测仪

（三）离心泵负压监测装置

离心泵负压监测装置主要应用于 ECMO 离心泵前静脉系统的监测，负压的高低反映了静脉管道的血流量，同时负压的高低与离心泵转速呈正相关。

（四）ACT、APTT 监测仪

ACT 监测仪（图2-10）能在 ECMO 期间快捷、方便、有效地进行抗凝监测。APTT 是 ECMO 期间最能反映抗凝状态的指标。

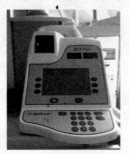

图2-10　ACT 监测仪

（五）动态血气监测仪

动态血气的监测包括 pH 值、氧分压（PO_2）、二氧化碳分压（PCO_2）、剩余碱（BE）、重要离子（K^+、Na^+、Ca^{2+}、Mg^{2+}）、乳酸、血糖等的监测。

（六）压力监测器

压力监测器主要监测氧合器前后的压力，每天定时测定氧合器的压力，有助于氧合器内隐性血栓形成的判定。

第二节　ECMO 的原理

ECMO 的原理是经静脉插管将静脉血从体内引流到体外，通过氧合器的气体交换，使静脉血氧合为动脉血，再用离心泵将血液输送到体内维持机体各器官的灌注和氧供。离心泵和氧合器工作图见图 2－11。ECMO 治疗期间，心脏和（或）肺能够得到充分的休息，全身氧供和血流动力学处于相对稳定的状态，为药物治疗和心肺功能的恢复赢得宝贵的时间。

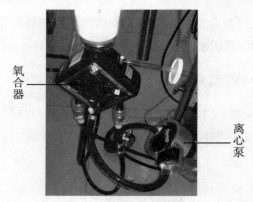

图 2－11　离心泵和氧合器

一、离心泵的工作原理

物体在做同心圆运动时产生一向外的力即离心力，其大小与转速和质量成正比。离心泵就是根据此原理设计的。在密闭圆形容器（泵头）的圆心和圆周部各开一个孔，当其内圆锥部高速转动时，圆心中央部为低压区，可将血液吸入，而圆周部为高压区，可将血液甩出（图 2－12）。

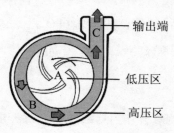

图 2－12　离心泵工作示意

与滚压泵相比，离心泵的特点是驱动一定量的血液所需的能量较少，在高流量时需要的机械能较少。另外，离心泵通常不会产生过大的负压而造成血液空泡，也不会产生过大的正压。然而在高转速时，流入量突然减少会造成红细胞破坏。此外，离心泵能俘获少量气体，使其留在泵头内。

虽然离心泵不会产生过大的负压或正压，安全性得到了提高，但这些限制也是其缺点，因为它不能实现维持设定的流量。患者血压上升、动脉插管扭曲、胸膜腔内压升高等都会导致泵输出量明显降低。血压或全身循环阻力降低、低血容量、静脉回流管路扭折也会导致泵输出量降低。

二、氧合器的工作原理

氧合器有排出二氧化碳、氧合与调节血液温度的功能。判断氧合器功能的两个基本指标是氧合器前后压差和气体交换能力。血流产生的跨氧合器压力可以提供关于患者、管路和氧合器功能的重要信息，因此氧合器前后压力监测很重要。氧合器前后压力均上升表明氧合器后阻力增加，可能的原因包括动脉插管扭曲、患者高血压或高血容量；前后压力均降低表明泵血流量减少，原因可能是泵头太松、低血压或低血容量；压力差增大表明氧合器阻力增加，最可能的原因是氧合器里面有血栓形成。

根据制造材质，氧合器可分为两大类：硅胶膜氧合器与中空纤维氧合器。下面将其工作原理介绍如下。

（一）硅胶膜氧合器

硅胶膜氧合器目前只有一种，美敦力生产的硅胶膜氧合器被美国食品药品监督管理局（food and drug administration，FDA）唯一允许长期使用。硅胶膜缠绕在聚碳酸酚核心外面，装在硅胶套筒内。这样的构造使得血流从一端进入与反方向通过的气体进行交换（图 2 – 13）。这种硅胶膜氧合器的气体交换效率非常高。硅胶膜氧合器膜表面积的规格为 $0.4 \sim 4.5 \ m^2$。根据患者的体型和预期需要的血流量选择氧合器的规格。最大血流量等于 1.5 倍氧合器膜表面积，最大的吹入气体流量应限制在 3 倍氧合器膜表面积以内。

硅胶膜属于无孔型膜，膜的稳定性和耐久性均较好，硅胶膜氧合器血液出入口间压差较大，在 ECMO 临床中使用时间明显延长而无血浆渗漏及氧合不良现象发生。

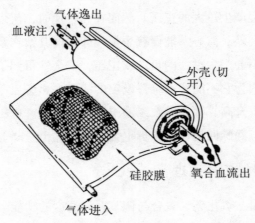

气体逸出

血液注入

外壳(切开)

硅胶膜　　氧合血流出

气体进入

图 2 - 13　硅胶膜氧合器的工作原理

(二) 中空纤维氧合器

早期采用中空纤维内走血、外走气的方式，血液在膜表面流动时会发生层流现象，即流速较快的血细胞在中央流动，而血浆流速较慢，位于周边，而且越靠近表面，速度越慢，甚至为零。这种层流现象不利于气体交换，因为靠近膜表面的血浆增加了膜的厚度，影响气体交换。目前采用中空纤维外走血、内走气的设计方案可以很好地解决层流问题，血液在中空纤维之间流动时不断改变方向，使红细胞和血浆充分混合以达到单位面积的最佳氧合，从而大大减少了中空纤维的用量和预冲量。而且管外走血、管内走气使气体密度低，因而很少发生栓塞现象，为充分氧合提供了可靠的保障。

中空纤维氧合器（图 2 - 14）被应用于长时间行 ECMO 支持的患者，正逐渐被 ECMO 团队所接受。事实上，聚丙烯微孔中空纤维氧合器在美国被批准的持续使用时间不超过 8 h，这是因为聚丙烯中空纤维上有许多微孔，这种结构使氧合器容易产生血浆渗漏而很快失去功能。有报道称这种情况在患者静脉输入脂肪类液体时会更快发生。但由于材质改善与特性，新一代聚甲基戊烯无孔型氧合器的诞生是体外生命支持系统（ECLS）气体交换装置的革命性变化。

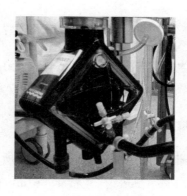

图 2 - 14　中空纤维氧合器

经验表明，中空纤维氧合器可以使用 72 h 或更长时间。使用中空纤维氧合器有很多好处：首先，其易于预充，一个有经验的操作者可以在 5 min 内完成预充排气。其次，纤维表面易于涂层，中空纤维氧合器可加以涂层以防止血液接触异物产生活化。再次，它有更小的表面积却有更好的气体交换。减小表面积可以减少血小板活化，结合了涂层后更是如此。最后，极低的阻力是中空纤维氧合器的另一个优点。一般而言，跨硅胶膜的压差往往维持在100 ~ 150 mmHg（1 mmHg = 0.133 kPa），然而跨中空纤维氧合器的压差在 10 ~ 20 mmHg。阻力越低，红细胞破坏越少。

三、ECMO 的气体交换原理

（一）氧合与 CO_2 清除

ECMO 的气体交换主要由氧合器完成。影响氧合的因素包括氧合器弥散功能、膜厚度、膜表面积及膜两侧的氧分压差。氧合器有最高血流量限制，在设定流量范围内氧合器能提供最大氧合。例如，表面积 0.8 m^2 的氧合器的流量上限为 1 000 mL/min，每分钟能提供 50 mL 氧气。应根据患者年龄或体重选择相应的氧合器规格。在 ECMO 血流量低于氧合器额定上限值时，红细胞能得到充分氧合，能满足氧输送所需的氧含量。但如果血流量超出氧合器的额定上限值，则会影响输出血流的氧含量。

在 ECMO 治疗中，CO_2 清除不受血红蛋白及心排血量影响，而与每分通气量有关。由于肺对 CO_2 的弥散能力远大于 O_2，在 ECMO 治疗中很少存在 CO_2 清除障碍。氧合器中的 CO_2 弥散梯度在 40 ~ 45 mmHg（气流侧近似为零）。CO_2 清除还取决于氧合器特性，无论硅胶膜氧合器或中空纤维氧合器，应用时通过控制氧合器气流量来调节 CO_2 交换平衡。在 ECMO 治疗中有时会采用控制体内 CO_2 水平来提高疗效，如降低血液 CO_2 水平来降低肺动脉压力、减轻脑水肿等。调节 CO_2 水平不宜太快，一般在 4~8 h 达到目标值。

（二）氧消耗与氧输送

氧消耗（VO_2）是指机体组织进行有氧代谢所消耗的氧量。正常人 VO_2：新生儿 5~8 mL/（kg·min），儿童 4~6 mL/（kg·min），成人 3~5 mL/（kg·min）。氧输送（DO_2）为动脉系统供应至周围组织的氧容量，一般为 20 mL/（kg·min）左右。在生理情况下，DO_2/VO_2 比值为 4~5（图 2-15）。在 VO_2 发生改变时，DO_2/VO_2 会出现相应变化。在病理情况下，DO_2/VO_2 可能会不满足上述比值，此时会导致无氧代谢或酸中毒。

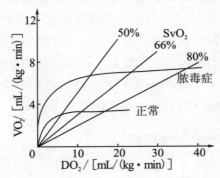

图 2-15 氧输送（DO_2）与氧消耗（VO_2）的关系

注：正常时 DO_2 保持在 VO_2 的 4~5 倍；当 DO_2 降至 5 mL/（kg·min）以下时，会出现器官组织显著缺氧；脓毒症状态下组织氧耗显著增高。3 根直线分别代表不同静脉血氧饱和度（SvO_2）时 VO_2 与 DO_2 的关系。

VO_2 反映了组织血流灌注（或心排血量）及组织氧摄取（动、静脉血氧含量差值）状态。血氧含量及氧消耗可分别用下列公式表示：$CaO_2 = (Hb \times SO_2 \times 1.36) + 0.00031 \times PO_2$；$VO_2 = CO \times (CaO_2 - CvO_2)$。其中 Hb 为血红蛋白含量；$SO_2$ 为血氧饱和度；PO_2 为血氧分压；CO 为心排血量；CaO_2 为动脉血氧含量；CvO_2 为静脉血氧含量。贫血可导致血氧含量下降（图 2-16）。当 CO 不变，VO_2 增大时，出现静脉血氧含量下降或动、静脉血氧含量差值变大。静脉血氧含量较低时血红蛋白在肺循环氧合时获取氧量增加，保持动脉血氧含量不变。在动静脉血氧含量差值变大条件下，仍可以满足并维持组织氧消耗需求。临床上将静脉血氧饱和度（SvO_2）作为氧消耗和组织灌注的评价指标。在 SvO_2 显著降低时应增加 ECMO 氧输送量。非 ECMO 治疗患者在 VO_2 增大时，机体代偿形式为增加 CO 和肺氧合量，从而提高 DO_2。当无法继续提高 CO 或肺血无法达到代偿及目标氧合时，可行ECMO支持。

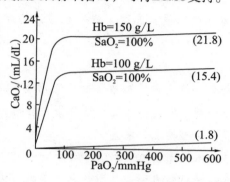

图 2-16   不同血红蛋白值的氧含量

ECMO 的重要价值在于提供 DO_2，DO_2 可用以下公式表示：$DO_2 = CaO_2 \times CO$。人体 SvO_2 一般在 75% 左右。ECMO 治疗中，SvO_2 下降提示组织供氧不足，反之，则提示氧供改善及氧需求下降。ECMO 治疗中 SvO_2 为右心房水平的混合静脉血氧饱和度，当应用 V-V ECMO（从静脉引出注入静脉）或存在左右心腔血液分流（如先天性心脏病）时，SvO_2 值会发生偏差。V-V ECMO 模式存在 SvO_2 偏差是因为存在再重复循环现象。V-A ECMO（从静脉引出注入动脉）模式下患者的动脉血流主要来自体外循环血流，即使心肺功能很差也能维持目标 DO_2。当固定 ECMO 流量不变时，动脉血氧分压（PaO_2）增高提示肺功能好转。V-V ECMO治疗的患者病情改善后，SaO_2 及 SvO_2 会出现同步增高。

附   肝素涂抹和覆膜技术介绍

1. 肝素涂抹技术

以增加组织相容性、延迟血液凝固、减少血液丢失为目的的肝素涂抹技术已经兴起许多年，并取得满意的临床结果。在 ECMO 设备管路内壁涂抹肝素，可减少 ECMO 并发症，延长心肺支持时间。

肝素涂抹技术可以在以下几个方面显示生物相容性的改善：①减少补体

的刺激；②抑制白细胞的激活；③减少血小板黏附，改善血小板功能；④抑制致炎因子肿瘤坏死因子 - α（TNF - α）、白介素 - 6（IL - 6）、白介素 - 8（IL - 8）及可溶性 TNF 受体的释放。尽管不少实验和临床研究显示用肝素涂抹管路对肺功能具有保护作用，但并未发现在常规 CPB 后肺中性粒细胞滞留、视网膜微栓塞、血气交换、气管插管时间和重症监护治疗病房（ICU）停留时间、术后失血量、乳酸生成及血流动力学状态等方面有显著保护作用。

2. 覆膜技术

血浆蛋白（最初是纤维蛋白原和白蛋白）黏附于 ECLS 生物材料表面被认为可阻止炎性反应的继续进行。然而，这种蛋白黏附又是表面血栓形成的基础，有可能导致管道血栓栓塞的发生。

随着分子生物学技术的不断发展，有学者正在研究将内皮细胞培养、种植、移行、覆盖于非生物材料表面，从而达到增强材料生物相容性、降低异物表面反应的目的。目前临床覆膜支架的使用以减少血液破坏和血栓形成为目的，取得一定效果，相信在不久的将来这种技术会应用于生物科学及医学的各个方面，为患者带来福音。

主要参考文献

［1］MANSJOER A, GEORGE Y W. Pathophysiology of critical ill patients: focus on critical oxygen delivery［J］. Acta medica Indonesiana, 2008, 40（3）: 161 - 170.

［2］SOUKANE D M, SHIRAZI - ADL A, URBAN J P. Computation of coupled diffusion of oxygen, glucose and lactic acid in an intervertebral disc［J］. Journal of biomechanics, 2007, 40（12）: 2645 - 2654.

［3］WALKER G, LIDDELL M, DAVIS C. Extracorporeal life support - state of the art［J］. Paediatric respiratory reviews, 2003, 4（2）: 147 - 152.

［4］HANDY J. The origin and interpretation of hyperlactataemia during low oxygen delivery states［J］. Critical care, 2007, 11（1）: 104.

［5］LANOVENKO I I, ADAMENKO N P. An apparatus for artificial circulation in laboratory animals［J］. Fiziologicheskiĭ zhurnal, 1990, 36（1）: 104 - 106.

［6］BURKHOFF D, SAYER G, DOSHI D, et al. Hemodynamics of mechanical circulatory support ［J］. Journal of the American college of cardiology, 2015, 66 (23): 2663 – 2674.

［7］陆铸今, 陆国平, 闫钢风等. 体外氧合器发展历史及原理 ［J］. 中国小儿急救医学, 2015, 22 (5): 355 – 357.

［8］龙村. 当今体外膜肺氧合趋势和对中国的几点建议 ［J］. 中国体外循环杂志, 2010, 8 (1): 1 – 3.

［9］ROY B J, CORNISH J D, CLARKK R H. Venovenous extracorporeal menbrane oxygenation affects renal function ［J］. Pediatrics, 2014, 95 (4): 573 – 578.

第三章 ECMO 的作用和优越性

第一节 ECMO 的作用

一、呼吸支持

ECMO 技术在提供有效呼吸支持的同时，保证了保护性肺通气策略得以坚持，以及其他治疗手段有机会实施，直至患者康复。以 ARDS 为例，以保护性肺通气为核心的机械通气技术的广泛应用和各种非机械通气治疗手段的不断完善是目前 ARDS 治疗成功率逐渐增高的原因，ECMO 技术也随着生物医学工程技术和相关病理生理研究的进展而不断提高。随着越来越多的临床证据的发表，ECMO 技术对于 ARDS 患者进行呼吸支持的有效性也逐渐获得认可。

首例成功应用人工心肺机进行长时间生命支持是在 1971 年由 J Donald Hill 及其团队完成。患者是一位患 ARDS 的青年男性。在当时，刚刚将与肺炎、休克、创伤或败血症并发的严重呼吸衰竭命名为 ARDS。我们现在称为"重症监护医学"的学科也是在当时开始得到发展。有关长时间气管插管呼吸机辅助呼吸的临床应用在当时仅有 10 年历史，其临床价值也受到广泛质疑。在这个的病例成功后，陆续报道了小儿和成人严重呼吸衰竭的成功抢救病例。1975 年，美国国立卫生研究院（NIH）主持了一项有关成人 ARDS 患者长时间体外循环支持抢救效果的研究。这是历史上首次对一种研究终点为"死亡"的急性致死性疾病应用一种生命支持技术进行的前瞻性随机研究。该临床研究的设计和管理存在很多问题，使得 1979 年发布的统计结果很不理想，但从其数据中仍然可以了解到，所有 ARDS 患者的总体死亡率为 66%，严重 ARDS 的死亡率为 90%。而在当时条件下，如果由缺乏 ECMO 经验的医院和医护团队，单纯应用股静脉 – 股动脉 ECMO（V – A ECMO）

对患者进行呼吸支持 1 周，对严重 ARDS 患者的生存率提高没有帮助。也就在这个时期，体外循环长时间生命支持这一分支技术拥有了一个新的名称"ECMO"，目前国内一般译为体外膜肺氧合或直接称为 ECMO。随后对成人呼吸衰竭进行 ECMO 中止了将近 10 年，但在新生儿呼吸衰竭治疗领域，ECMO 技术却首先取得了成果。

ECMO 呼吸支持的基本适应证是传统治疗效果不佳的可逆性肺疾病。通过将患者置于 ECMO 支持下，呼吸机支持可降低至无损伤水平，等待病变肺脏自行恢复，同时不增加新的医源性损伤。目前已经有大量的研究试图将 ECMO 呼吸支持的适应证制订量化指标，但主要障碍在于没有公认的最理想或最标准的传统治疗方案。随着呼吸监护治疗的不断进展，该现象也处于不断变化过程中，已经有各种量化指标用于评估"传统治疗"的死亡风险。

二、循环支持

重症心力衰竭（简称心衰）常规治疗很多时候难以起效，甚至会加重心衰。在增强心肌收缩力上，儿茶酚胺类药物作用显著，能升高血压，增加心肌血液供应，但是同时也增加了心脏射血阻力和心肌氧耗，并且进一步加重了心肌损伤，导致病情加重，形成恶性循环。随着心肌细胞、胞外基质、胶原纤维等的变化导致心室重构，心室顺应性下降，又加重了心室重构。

对于严重心衰患者行 ECMO 治疗的目的是让心脏充分休息，恢复心功能。有研究显示，在正性肌力药物和血管活性药物应用一定量〔如多巴胺 $> 12~\mu g/(kg \cdot min)$，多巴酚丁胺 $> 12~\mu g/(kg \cdot min)$，肾上腺素 $> 0.2~\mu g/(kg \cdot min)$，去甲肾上腺素 $> 0.2~\mu g/(kg \cdot min)$〕时血流动力学仍难以维持，可考虑 ECMO 支持。此时若继续加大药物剂量，心脏的肌力增加不明显，而组织血管收缩作用会明显增加，肾脏缺血可导致无尿，长时间的肾缺血可造成严重肾损伤，周围组织因血管收缩而得不到良好的灌注，长时间缺血缺氧可造成乳酸明显增加，当乳酸值 $> 16~mmol/L$ 时，死亡率升高。因此，严重心衰的 ECMO 支持患者面对的不仅是患者的心脏问题，还有多器官功能衰竭（multiple organ failure，MOF）的问题。心肺复苏术后患者行 ECMO 治疗时机的选择更加关键，因为涉及脑功能是否恢复问题，若脑损伤严重且不可逆，则 ECMO 治疗无意义；若患者瞳孔散大且不等大，对光反射消失，应放弃 ECMO 治疗。

ECMO 循环支持的主要作用：稳定生命体征，减轻心脏负荷，改善氧合，纠正内环境紊乱。降低前负荷，维持适当后负荷，逐渐减少血管活性药物的应用。其中减轻心脏负荷是让心脏休息的重要措施。维持适当后负荷的方法通过调整 ECMO 的流量实现，用较高流量辅助时，血流动力学稳定后，首先考虑减少正性肌力药物和血管活性药物的应用，恢复血管应有的弹性，让心脏得到充分休息，进而恢复心脏功能。

第二节　ECMO 的优越性

在 ECMO 治疗期间，心脏和肺得到充分的休息，而全身氧供和血流动力学处在相对稳定的状态。此时 ECMO 可进行有效的二氧化碳排出和氧的摄取，并使血液周而复始地在机体内流动。这种呼吸和心脏的支持优越性表现在以下几个方面。

一、有效地改善低氧血症

现有氧合器能将静脉血〔PvO_2（静脉血氧分压）< 40 mmHg，$SvO_2 < 30\%$〕氧合为动脉血（$PaO_2 = 100 \sim 700$ mmHg，$SaO_2 = 98\% \sim 100\%$），每分钟血流量可达 $1 \sim 6$ L。

二、长期支持性灌注为心肺功能恢复赢得时间

ECMO 的出现使得氧合过程中血液损伤轻，加上材料生物相容性的改进和体外循环其他方面的改善，目前 ECMO 支持可进行相当长的时间。

三、避免长期高浓度氧吸入所致的氧中毒

ECMO 在给空气时就可达到正常肺氧合效果，还可根据血气分析结果分别调节吸入氧浓度（FiO_2）和通气量，以达到最佳的气体交换。

四、避免机械通气所致的气道损伤

在 ECMO 治疗期间，同时进行机械通气只是为了避免肺泡萎缩，不需要很高的压力。

五、有效的循环支持

在 ECMO 治疗期间可进行右心辅助、左心辅助或全心辅助，心脏射血可由 ECLS 代替，机械射血能力可达 6 L/min。同时它可通过调节静脉回流，降低心脏前负荷。在保证血流供应时，适当应用扩血管药，可改善微循环灌注并降低心脏后负荷，此时扩血管药使用安全性很高。由于前后负荷改善，在没有或较少的正性肌力药物条件下，心肌获得充分休息，能量储备增加。

六、可同时进行有效连续性肾脏替代治疗

在 ECMO 治疗期间可用连续性肾脏替代治疗（CRRT）对机体内环境（如电解质）进行可控性调节。

主要参考文献

［1］ STOHR F, EMMERT M Y, LACHAT M L, et al. Extracorporeal membrane oxygenation for acute respiratory distress syndrome：is the configuration mode an important predictor for the outcome？［J］. Interactive cardio vascular and thoracic surgery, 2011, 12 (5)：676 – 680.

［2］ BHATT N, OSBORN E. Extracorporeal Gas Exchange：The Expanding Role of Extracorporeal Support in Respiratory Failure［J］. Clinics in chest medicine, 2016 , 37 (4)：765 – 780.

［3］ NEHRA D, GOLDSTEIN A M, Doody D P, et al. Extracorporeal membrane oxygenation for nonneonatal acute respiratory failure：the massachusetts general hospital experience from 1990 to 2008［J］. Archives of surgery, 2009, 144 (5)：427 – 432.

第四章　ECMO 的适应证和禁忌证

ECMO 适应证选择的关键是心脏和（或）肺脏在发生功能不全的情况下存在功能恢复的可能性。通常在决定是否需要对心脏和肺脏实施功能性辅助时，首先需要考虑心肺功能是否具有可逆性，同时还需要判断其他重要脏器（如神经系统）功能是否发生了严重损害。ECMO 以其呼吸、循环支持的特点可应用于多种心肺功能异常的情况。

第一节　ECMO 的适应证

一、器官移植

（一）心脏移植

心脏移植术后移植物衰竭，主要表现为血压低、少尿、右心肥大、中心静脉压升高等，其原因大致与供心保护及受体肺动脉高压、右心室肌菲薄和代偿能力差等有关。此种以右心功能不良为主要表现的心力衰竭，恰恰是 ECMO 应用最好的适应证。

心脏移植手术中采用 ECMO 代替常规体外循环技术的优点如下。

（1）应用于某些边缘性供体手术，可以提供更稳定的心脏移植术后辅助，减轻心脏前负荷，预防并治疗右心衰竭，有利于心肌损伤后心脏功能的恢复。

（2）术后直接辅助，避免可能发生的低灌注、心律失常和心脏停搏带来的危害，能够更好地保障围手术期安全。

（3）术野只有上腔静脉插管，使手术操作不受管道干扰。

（4）手术操作结束后不需要一个停止体外循环辅助的过程，可以缩短手术时间。

（5）节省常规体外循环耗材，费用可接受。严重心力衰竭需心脏移植的患者在等待供体期间，如果出现循环衰竭，可先用 ECMO 进行支持，因为 ECMO 建立简单迅速，而心室辅助则需要开胸和体外循环。

（二）肺移植

ECMO 作为肺移植围手术期呼吸和循环系统的支持手段，能有效改善机体的氧合状态，控制再灌注压力，使全身血液供应和血流动力学处于相对稳定状态，并避免机械通气造成的损伤，提高肺移植成功率，改善受者预后。肺移植围手术期应用 ECMO 的主要目的，是对肺移植受者进行呼吸支持。很多终末期肺疾病患者往往在等待肺移植的过程中死亡，及时运用 ECMO 可维持受者的心肺功能，使受者在等待肺移植的过程中能够维持生命，并顺利过渡到肺移植。并且通过术前应用 ECMO 可以明显改善组织的血液供应，提高患者对手术的耐受度。

肺移植过程中，所有肺移植患者都可能出现低氧血症、二氧化碳蓄积、肺动脉高压和心功能异常等。病肺切除和供肺植入是肺移植手术期间机体血流动力学变化最剧烈的时期，除单肺通气外，还需夹闭肺动脉，这就会进一步增加已经很高的右心室压力，同时肺动脉压力和肺通气阻力也会急剧上升。为避免在阻断一侧肺动脉后，肺动脉压急剧升高导致右心衰竭和严重血流动力学紊乱，可运用 ECMO 辅助转流，有效地降低肺动脉压力，改善氧合状况，维持血流动力学稳定。而在双肺移植中，通过建立 ECMO，不仅有利于气道管理，更可明显减轻第一侧移植肺的损伤，维持血流动力学稳定，改善术后严重呼吸功能障碍及原发性移植物功能不良，提供良好的辅助功能。因此，ECMO 已成为肺移植围手术期重要的辅助工具。

（三）肝移植

肝移植是治疗终末期肝病的有效方法，但供肝短缺严重制约了肝移植的应用。目前，心脏死亡器官捐献（donation after cardiac death，DCD）已成为国际上公认的肝移植供体的三大来源之一，其应用有逐年增加的趋势，并且临床效果已经被多家国际权威医学机构所肯定。ECMO 用于 DCD 肝移植主要有两方面作用：一是用于不可控 DCD 以缩短热缺血时间，减少热缺血损伤；二是为 DCD 能够成功捐献提供临时循环支持。供者术前一般存在血流动力学不稳定、氧合状态差的情况，经使用 ECMO 维护供者血流动力学和氧合状态后，供者血流动力学指标稳定，肝功能改善，能够进行移植。公民逝世后捐献器官前，进行一定时期的 ECMO 维护，对移植后器官的存活和受者的存活具有重大意义。

1997 年，美国 Johnson 首次报道 1 例供肝来自 ECMO 支持 29 d 的 DCD，受者术后 3 周康复出院。2005 年，我国台湾 Wang 报道 1 例供肝来自不可控 DCD，供者心脏停搏 40 min 后利用 ECMO 在 5 ℃ 低温冷循环条件下支持 4 h + 10 min，等待地方检察官宣布死亡获取器官，受者术后 28 d 康复出院，随访 2 年无异常。2010 年，我国台湾 Ke 等报道 1 例不可逆脑损伤合并低血压休克供体在 ECMO 支持下从地方医院转运至移植医院，实施了心脏、肝脏和肾脏等器官捐献，受者顺利康复，随访 2 年健在。

脑死亡在我国未被民众、社会乃至部分医务人员接受，更未被法律认可。为此，我国公民死亡器官捐献仍以心脏死亡为主。

我国公民逝世器官捐献工作尚处于起步阶段，器官捐献率还非常低，供体热缺血时间过长可能影响捐献成功率和受体安全性，把握好我国公民心脏死亡供体特点，建立起科学规范的器官捐献流程，再加上合理使用 ECMO 等保护供体器官质量的措施，对我国公民器官捐献将会起积极的作用。

二、成人循环支持

（一）成人 ECMO 循环支持治疗的指征

（1）大剂量的正性肌力药物治疗如肾上腺素 > 2 μg /（kg·min）、多巴胺或多巴酚丁胺 > 20 μg /（kg·min）后，心功能得不到改善，心指数 < 2 L /（m^2·min）。

（2）平均动脉压 < 60 mmHg，尿量 < 0.5 mL /（kg·h）。

（3）心脏手术畸形矫正后不能脱离体外循环。

（二）成人 ECMO 循环支持的适应证

1. 暴发性心肌炎

病毒性心肌炎是病毒直接侵犯心肌、冠状动脉，致心肌缺氧、缺血、水肿和代谢障碍，使心肌细胞除极化过程受到抑制，引起严重广泛的急性心肌损害。突出表现为心力衰竭、心源性休克、严重心律失常或猝死。

在急性病毒性心肌炎的诊断标准基础上，出现阿 - 斯综合征（Adams - Stokes syndrome）、充血性心力衰竭、心肌梗死样心电图改变、心源性休克、急性肾衰竭、持续性室性心动过速伴低血压或心包炎等一项或多项，可诊断为暴发性心肌炎。暴发性心肌炎起病急，进展快，一旦发生心搏骤停，预后极差。

在暴发性心肌炎患者出现严重心功能不全且药物治疗无效的情况下，为了使患者维持正常有效的血流动力学功能，采用 ECMO 支持治疗已经成为此类患者的首选。2008 年 ELSO 组织的全球 ECMO 应用统计结果显示，ECMO 应用在暴发性心肌炎治疗中成功率最高，使成人暴发性心肌炎患者存活率达到 71%。ECMO 可为此类患者提供有效的循环、呼吸支持，等待进一步针对病因的有效治疗，同时避免了其他重要脏器因缺血、缺氧造成严重损伤而致功能不全。

急性暴发性心肌炎伴心源性休克患者常规治疗死亡率高达 50% ~ 70%，这时往往需要机械循环辅助治疗，ECMO 用于循环辅助这类患者一般在 2 周内心脏功能可能恢复正常，可以撤机；文献报道辅助成功率为 60% ~ 90%。但也应注意，这部分患者往往需要较高的辅助流量，辅助刚开始心脏功能很差，易出现左心室肌运动减弱和膨胀，应定期做超声检查，以早期发现心室膨胀或心室内血栓形成，积极采取必要的左心减压措施，防止左心室内血栓形成和肺淤血等严重并发症出现。

2. 冠状动脉粥样硬化性心脏病

外科手术是冠状动脉粥样硬化性心脏病（简称冠心病）最有效的治疗方法之一。但术后心肺功能障碍的发生率可达 3% ~ 5%，约 1% 的患者心脏和（或）肺脏功能障碍难以控制，应用药物或 IABP 治疗效果不明显，需要机械辅助循环和呼吸。国外已有 ECMO 成功用于救治心脏术后心源性休克的危重患者的报道。ECMO 技术作为新的心肺辅助治疗手段，可以同时实现气体交换和中心泵功能，在患者心肺功能严重受损、常规治疗无效时，提供持续有效的呼吸循环支持，为心肺功能的恢复创造条件。

3. 重症瓣膜病

重症瓣膜病患者是瓣膜严重病变的晚期病理表现，这类患者的泵功能很差，多合并多脏器功能不全或心脏恶液质。传统手术后易出现心功能不全和继发 MOF 而影响预后。瓣膜病患者因其机械因素导致心源性休克，在外科手术前不适合应用 ECMO。手术后出现严重心源性休克时，可用 ECMO 进行支持，在此期间使手术中缺血再灌注损伤的心肌得以修复。

重症瓣膜病术后主要死因为低心排血量综合征、多脏器功能不全和心室颤动,而低心排血量综合征是引起死亡的首要因素。重症瓣膜病术后通过 ECMO 转流,降低了前负荷,使肺脏得到休息,减轻再灌注损伤,从而降低术后低心排血量综合征的发生率。应用 ECMO 辅助,心脏的前负荷可降低约 30%,有利于术后心功能的恢复和预防术后心源性休克的发生。

ECMO 在重症瓣膜病循环支持中表现的特点:①有效地改善低氧血症,排出 CO_2,避免长时间高氧吸入致氧中毒和机械支持致肺损伤。②有效地进行心脏支持,避免大量正性肌力药物的使用和因此所致心律失常的发生;避免心肌细胞的凋亡,让顿抑的心肌得到恢复。③降低心脏前后负荷,对心室重构的预防有意义。④有效地调控水、电解质代谢和酸碱平衡。正常情况下,该类手术心功能障碍的发生率为 3%~5%,通过药物和 IABP 可脱离体外循环。然而约有 1% 的患者由于难以控制的心脏和(或)肺脏功能障碍需要长时间的 ECMO 支持。

4. 重度感染性休克

重度感染性休克的患者,体内存在大量的细菌或病毒。它们释放毒素造成全身细胞功能障碍,使细胞对氧利用力降低,处于缺氧状态。同时血管扩张,外周阻力降低,血压下降,组织灌注不足,细胞缺氧,产生大量乳酸。一些毒素可直接对心肌造成损伤,使心排血量降低。以往的经验认为 ECMO 对感染性休克的作用有限。经过多年的实践证明,高流量 ECMO 可有效地对此类患者进行支持,有利于患者早日康复。

5. 中毒

中毒是由于机体受到毒物作用,发生功能性和器质性变化后而出现的疾病状态。毒物的毒理多样复杂,如镇静催眠药过量可严重抑制呼吸和循环功能;有机磷农药中毒,使体内乙酰胆碱积蓄,而导致严重的肺水肿和心律失常;蛇毒可造成呼吸麻痹、急性心力衰竭和肾衰竭。ECMO 一方面可为患者提供有效呼吸、循环支持,另一方面可通过人工肾、人工肝有效地将毒物快速排出。

6. 心搏骤停

资料显示,应用 ECMO 作为体外心肺复苏(external cardiopulmonary resuscitation,ECPR)的手段,能适当提高心搏骤停患者的抢救成功率,ECPR 在提高成年心搏骤停患者出院生存率和神经功能状态方面,效果优于传统心肺复苏术(CCPR);而患者开始 ECMO 辅助前的血肌酐和乳酸水平有可能是反映预后的重要指标。无法恢复有效循环和神经系统并发症是影响救治成功率的重要因素。

心搏骤停患者的急救复苏技术不断提高，其自主循环恢复率已达 40% ~ 60%，但其出院生存率依旧较低，仅为 14% ~ 19%。有证据表明，即使对心搏骤停患者进行了及时的抢救，现行 CCPR 也无法为其机体提供充足的氧供和灌注。20 世纪 80 年代，学者开始把 ECMO 用于 CPR 动物模型的探索。研究证实，即使自主循环和呼吸尚未恢复，在 ECMO 的辅助下，机体的氧分压和血氧饱和度也足以维持其生物学生命，为 ECMO 与 CPR 相结合用于心搏骤停患者的急救复苏奠定了理论基础。ECPR 在提高主动脉压力和冠状动脉血流方面，效果明显优于 CCPR，这有助于保持心肌活力，促进自主循环恢复；除此之外，ECPR 可以为患者的大脑提供持续有效的灌注，迅速恢复其有氧代谢，并通过保温水箱实现亚低温治疗，降低脑组织氧耗，减轻脑水肿，保护血脑屏障。Kern 等研究表明，复苏患者确定存在心肌功能不全，多发生于复苏后 4 ~ 7 h，且于数天内完全缓解，在这一阶段使用 ECMO 进行机械循环辅助，可以促进心脏收缩及舒张功能的恢复，避免患者发生反复心搏骤停。

识别早期可能出现的预示不可逆心搏骤停的预警信号，适时采用 ECMO 使患者度过急性期十分重要。维持一个有效的 CPR 和早期呼吸机支持是保证脑灌注压的基础。暴发性心肌炎一旦发生心搏骤停应首先行 ECMO 治疗。常规复苏很难恢复自主心律，同时在医生无法判定神经系统是否受损的情况下，ECMO 可成为一个有效的工具。

7. 急性心肌梗死

急性心肌梗死（acute myocardial infarction，AMI）患者中有 8% ~ 10% 伴发心源性休克（cardiogenic shock，CS），常规正性肌力药、缩血管药物和 IABP 辅助可以增加心排血量约 0.5 L/min。当患者心脏功能太差、心排血量很低时，就需要进一步的机械循环辅助治疗。1966 年首次有文献报道 AMI 合并 CS 患者使用机械循环辅助方法治疗，此后随着手术技术、辅助装置和复苏手段的提高，辅助生存率得以改善。近期一项对 500 例 CS 患者机械循环辅助的 Meta 分析得出其院内存活率超过 50%。尽管 ECMO 用于这些患者的治疗目前仍然缺乏随机对照研究或指南，但被临床医生广泛认可的事实是，AMI 合并 CS 患者经传统治疗生存可能性仍然很小时，ECMO 就应该在那些有可能进行心脏移植的患者中使用。

8. 心源性休克

心源性休克导致的低心排血量综合征是心脏外科术后的常见并发症之一，占 3% ~5%。尽管多数患者可以通过应用血管活性药物和 IABP 治疗，但仍有约 1% 的患者心肌功能不能通过上述治疗改善。ECMO 可以为此类患者提供有效的呼吸、循环支持，改善机体氧合，排出多余 CO_2，维持血流动力学稳定，促进心肺功能的恢复。

三、成人呼吸支持

在呼吸支持方面，当前并没有明确的成人 ECMO 病例选择标准，ECMO 常用于多种原因引起的严重急性呼吸衰竭或 ARDS。在治疗由于 ARDS 或各种原因引起的急性呼吸衰竭中，肺损伤的可修复性是 ECMO 成功的关键。

（一）成人 ECMO 呼吸支持治疗的指征

（1）肺氧合功能障碍，$PaO_2 < 50$ mmHg 或肺泡气 – 动脉血氧分压差 P（A – a）$O_2 > 620$ mmHg。

（2）急性肺损伤，$PaO_2 < 40$ mmHg，pH < 7.3，持续 2 h 以上。

（3）人工通气 3 h 后，$PaO_2 < 55$ mmHg，pH < 7.4。

（4）人工通气出现气道压伤，吸入高浓度氧引起的肺组织损伤，潮气量过大或气道压力过高引起的肺损伤。

（5）氧指数（OI）> 0.4 超过 4 h。OI = 平均动脉压（MAP）×吸入氧浓度（FiO_2）/动脉血氧分压（PaO_2）。

（6）应用呼吸机、吸入一氧化氮等治疗仍无法改善血液氧合及 CO_2 排出。

（二）成人 ECMO 呼吸支持的适应证

1. 成人 ARDS

ARDS 典型的临床表现是低氧血症，虽然近年来机械通气技术取得明显进步，仍有 12% ~15% 的重症 ARDS 患者直接死于顽固性低氧血症。ECMO 治疗可避免严重低氧血症时高机械通气条件造成的呼吸机相关性肺损伤，在积极的机械通气治疗不能改善低氧血症时，ECMO 治疗可迅速提高氧分压，改善全身组织氧供，减少多器官功能障碍综合征的发生，理论上可以降低病死率。前期研究发现，ECMO 治疗不能改善成人 ARDS 患者的预后，只能作为 ARDS 患者的辅助支持治疗手段。随着 ECMO 技术的改进，近年来研究发现，ECMO 能明显改善重症 ARDS 患者预后。英国发表在 *The Lancet* 杂志上的一篇关于常规通气支持与 ECMO 治疗成人重型呼吸衰竭的研究报道，通过对 180 例 ARDS 患者的随机对照研究发现，ECMO 结合传统方法治疗后治疗组生存率为 63%，而传统治疗组仅为 47%，尽管该研究的设计方法存在争议，但 ECMO 的应用价值仍得到了普遍认可。

2. 重型流感

近年来由于甲型 H1N1 流感在全球肆虐，ECMO 技术也越来越多地被应用于甲型 H1N1 流感所导致的重症 ARDS 患者，并且取得了明显的效果。2009—2010 年甲型 H1N1 病毒流行期间，英国 ECMO 中心研究结果显示，ECMO 可明显降低甲型 H1N1 病毒所致重症 ARDS 患者的病死率。ECMO 对呼吸衰竭的疗效现已得到了普遍肯定，已成为经机械通气和药物治疗无效的呼吸衰竭的标准化治疗，患者的存活率也较前大有提高。

3. 大面积肺栓塞

急性肺栓塞（acute pulmonary embolism，APE）是内源性或外源性栓子堵塞肺动脉引起肺循环障碍的临床和病理生理综合征。在美国等国家，肺栓塞的发病率和死亡率在心血管疾病中占第 3 位。未经治疗的 APE 死亡率高达 30%，如能得到及时诊断和有效治疗，死亡率可以下降至 2%～8%。高危 APE 患者，如果药物治疗失败或没有条件进一步诊治，会出现生命危险，ECMO 能为血流动力学不稳定的高危 APE 患者提供快速有效的心肺支持，稳定循环和呼吸状态，挽救生命，为患者赢得进一步诊治的机会。

2010 年，D Hori 等报道 1 例急性大面积肺栓塞的患者，当患者行计算机体层摄影（CT）检查时突然休克，安装了 ECMO 稳定血流动力学后，转运至日本埼玉医疗中心心血管外科行外科取栓术，术后停机困难，ECMO 运行 7 d 撤离，患者存活出院。早在 1976 年 J D Cooper 等就报道了 ECMO 在 APE 患者中的成功应用。Kolvekar 等报道 3 名 APE 患者应用 ECMO，并且 100% 存活。P Maggio 等报道 21 名使用了 ECMO 的 APE 患者中有 13 名存活，存活率为 62%，主要死亡原因为不可逆的神经系统损伤。

4. 烧伤

通常烧伤患者颈部受伤的概率较高，尤其是Ⅱ度以上的烧伤患者。这就给气管插管和气管切开带来了一定的困难。烧伤患者出现心搏骤停后复苏成功率低，这可能是因为烧伤创面合并胸廓外伤影响胸外按压所致。然而烧伤和电击伤患者的腹股沟区域损伤概率较低，可以采用经皮穿刺股动、静脉置管快速建立 ECMO 行心肺复苏。另外 ECMO 不仅能够通过体外泵血和气体交换支持循环和呼吸，保证重要器官血供和氧合，而且通过变温水箱将患者体温降到 32 ~ 34 ℃ 的浅低温可以降低脑代谢率，从而发挥脑保护作用。

5．哮喘和哮喘持续状态

ECMO 治疗难治性哮喘持续状态比呼吸机有独特的优势，不会引起致命性通气不足或气道损伤，特别是应用于常规治疗无效、致命性哮喘时获益更大。如果患者哮喘对最佳的药物和机械通气治疗反应欠佳，应尽快使用 ECMO 或体外二氧化碳清除（extracorporeal CO_2 removal，$ECCO_2R$）改善患者临床状态，提高救治成功率。

四、小儿呼吸及循环支持

适应 ECMO 治疗的新生儿危重疾病包括新生儿胎粪吸入综合征、肺透明膜病、先天性膈疝、先天性心脏病、心肌炎、心肌病、肺动脉高压等。1976 年 Bartlett 等首次采用 ECMO 成功治疗 1 例胎粪吸入综合征新生儿。

（一）胎粪吸入综合征

胎粪吸入综合征是由于化学炎症和肺动脉高压导致的一种肺的阻塞性病变合并肺实质病变。单纯的机械通气，无论是常频或是高频通气，均不能打断严重低氧血症和肺动脉高压之间的恶性循环，只有通过 ECMO 治疗，才能使受损的肺得到休息，使胎粪逐渐被吸收，肺动脉高压得以缓解。有 10% ~ 15% 的分娩过程会发生羊水粪染，而这其中约 5% 的患儿会发生胎粪吸入综合征。它是新生儿疾病中需要应用 ECMO 治疗的最常见病种之一，并且治疗效果最佳。ELSO 报道 ECMO 治疗胎粪吸入综合征的总存活率高达 94%，是在所有应用 ECMO 治疗的新生儿疾病中最高的。

（二）肺透明膜病

新生儿肺透明膜病，又称新生儿呼吸窘迫综合征，是由于肺表面活性物质缺乏所致的，多见于早产儿，多于生后 6 h 内发病，病情进行性加重，临床表现为出生后不久出现进行性加重的呼吸窘迫和呼吸衰竭，严重的会出现呼吸暂停，窒息而死亡。ECMO 技术能有效地缓解危重患儿缺氧的表现，为患儿后续治疗争取宝贵时间，降低病死率。

（三）先天性膈疝

先天性膈疝（congenital diaphragmatic hernia，CDH）是由于胚胎时期膈肌闭合不全，致单侧或双侧膈肌缺损，部分腹腔内脏器官通过缺损处进入胸腔，从而引起一系列病理生理变化的一种先天性疾病，并常伴有其他畸形和心肺发育异常。膈疝可对心肺功能、全身情况均造成不同程度的影响，是新生儿急危重症之一。新生儿 CDH 的发病率为 1/2 500 ~ 1/5 000，主要死亡原因是 CDH 合并的肺发育不良。

早期先天性膈疝行紧急修补手术以期尽早维持生命体征平稳，但是紧急手术可能降低呼吸系统的顺应性并且会有增加死亡率的潜在风险。通过很多因素可以预测先天性膈疝患儿是否需要 ECMO 支持。例如，肺的面积、头围比、胎龄、右侧疝、24 h 简易新生儿危重评分（SNAP – Ⅱ评分）可作为是否需要 ECMO 辅助支持的预测因素。

（四）先天性心脏病

先天性心脏病在手术矫正前不宜行 ECMO 支持。在外科手术矫正满意后，如出现严重心力衰竭可考虑 ECMO 支持。

（五）心肌炎

心肌炎是心肌局限性或弥漫性的急性或慢性炎症，可分为感染性心肌炎和非感染性心肌炎两大类。对于此类患者 ECMO 作用十分明显。它可帮助患者度过急性暴发性心力衰竭，避免心脏急速扩大或转化为心肌病。当患者度过这一危重期后，心功能逐渐改善，病情稳定。ELSO 的统计表明，此类患者的 ECMO 生存率可高达 71%。心肌炎的心肌损伤恢复可能性大，患者年龄较小，ECMO 的成功率高，因此心肌炎是 ECMO 最佳适应证。

（六）心肌病

世界卫生组织及国际心脏病学会将心肌病分为扩张型、肥厚型、限制型、致心律失常型和特异性心肌病。但 ELSO 报告的 ECMO 存活率 16 岁以下患者为 50% 以上。此治疗目的是阻止心室重构，避免心肌进一步受损，以延长存活时间。ELSO 的资料还表明，16 岁以上的心肌病患者 ECMO 的治疗效果不佳，仅为 31%。

（七）肺动脉高压

肺动脉高压是指静息时肺动脉平均压 >3.33 kPa（25 mmHg）或运动时 > 4 kPa（30 mmHg）。由于肺血管阻力为肺动脉平均压和肺静脉平均压之差与肺血流量之比，即肺动脉平均压 = 肺静脉平均压 + 肺血管阻力 × 肺血流量，因此凡能引起肺静脉压、肺血流量和肺血管阻力增高的因素均可引起肺动脉高压。对于新生儿顽固性肺动脉高压，目前最好的办法就是及早使用ECMO支持治疗。当然 ECMO 对那些不可逆肺动脉高压患者如原发性肺动脉高压的使用仍有争议。McIntyre 等认为常规药物治疗肺动脉高压患儿无效的情况下仍可首选 ECMO 辅助，这样可以明显提高患儿生存率。

第二节　ECMO 的禁忌证

由于 ECMO 辅助的前提条件是患者心肺功能的可逆性，在临床上由于各种混杂因素的影响，这种可逆性的判定受到一定的制约，某些明确不利于 ECMO 患者恢复的疾病被列为 ECMO 的明确禁忌证。

一、相对禁忌证

ECMO 可通过有效的血液灌注和气体交换而维持生命。血流动力学在常规治疗无效的情况下可应用此技术维持生命。但一定要明确 ECMO 的目的，即等待恢复还是等待供体。所以估计以上目的达不到时，不要实施 ECMO。严重出血患者不宜实施 ECMO，因为大量出血而补充大量库血，可严重影响肺功能并造成进一步凝血功能紊乱，从而导致 ECMO 的失败。体外循环高流量还不能维持基本血流动力学稳定时，不宜实施 ECMO。ECMO 只能提供部分循环支持，如果全部的血流通过 ECMO 系统，可导致肺循环的血流缓慢或停滞，进而发展为肺小血管的严重栓塞。目前，随着相关医疗技术的不断提高，此类明确禁忌证在某些场合也可能被打破。

（一）感染性休克

尽管 ECMO 辅助支持后感染是其重要的并发症，但是由于许多严重感染进展迅速，可能在很短时间内即发展为感染性休克，使循环、呼吸功能无法维持，在感染进一步控制的基础之上，有必要迅速建立有效的循环、呼吸支持，为进一步治疗赢得时间。

（二）免疫抑制

机体免疫功能受损或应用大剂量免疫抑制剂导致的免疫障碍，有可能因为侵入性治疗而导致继发感染及感染扩散，有必要在 ECMO 应用前慎重考虑。

（三）急性或慢性不可逆的心肌功能障碍

在无法判定心肌损伤可逆与非可逆的情况下，有可能将 ECMO 作为尝试性治疗措施应用，从而争取时间进一步判定治疗。

（四）中枢神经系统损伤或功能障碍

通常患者在建立 ECMO 之前处于麻醉及镇静状态下，不容易及时准确判定当时的功能状态，为了有效支持患者生命可建立 ECMO 维持呼吸、循环功能，争取早日判定中枢神经系统功能并选择进一步治疗。

（五）出血性病变

肝素抗凝后可能因无法控制的继发性出血导致 ECMO 治疗失败。另外，特殊原因出血导致的呼吸衰竭，如免疫性疾病导致肺部肺泡出血引起呼吸衰竭时，ECMO 是绝对禁忌证。

（六）呼吸机带管时间过长

目前就呼吸机带管时间多久不宜行 ECMO 支持仍然存在争议，但是可以明确的一点是长时间呼吸机辅助呼吸可能导致肺的高氧损伤和呼吸机相关肺损伤，对患者呼吸系统及肺功能的损害很大。肺间质渗出增加，通常预示着肺透明膜病变甚至肺纤维化的形成。长时间呼吸机带管相关的肺损伤单纯依靠临床症状和体征较难判定，临床治疗中往往依赖医务人员长期的临床工作经验来指导判定肺功能的可逆性，因此 ECMO 治疗在此类患者中的应用成为可能。

二、绝对禁忌证

（一）心脏病理解剖未能纠正

由于心脏病理解剖未能纠正导致的心肺功能不全，单纯通过 ECMO 支持将无法从根本上解决问题，在断定患者合并明确的外科矫治问题时，应该积极行矫治手术，而后根据心脏功能恢复情况决定是否需要 ECMO 的进一步辅助支持。

（二）恶性肿瘤

合并癌性病变的患者行 ECMO 支持没有必要。各类恶性肿瘤均是 ECMO 的明确禁忌证。

（三）神经系统功能障碍

在紧急 CPR 超过 30 min 的患者中，发生神经系统病变的居多。瞳孔散大、左右不对称、对光反射消失等提示大脑缺血时间长。神经系统功能障碍的患者，即使心肺功能在后期的辅助支持中能够恢复，也建议不要行ECMO辅助治疗。

（四）难以控制的出血

ECMO 本身为有创治疗，治疗过程中用肝素抗凝，如患者本身已存在凝血功能障碍，不可用 ECMO 治疗。

主要参考文献

[1] 陈春艳，刘小军，祁绍艳，等. 体外膜肺氧合在重症患者中的应用 36 例回顾分析 [J]. 山东大学学报（医学版），2016，54（11）：40 - 43.

[2] GONCALVESOVA E, FABIAN J. Pharmacologic therapy of heart failure [J]. Bratislavske lekarske listy, 2000, 101 (12)：670 - 671.

[3] TAGHAVI S, ZUCKERMANN A, ANKERSMIT J, et al. Extracorporeal

membrane oxygenation is superior to right ventricular assist device for acute right ventricular failure after heart transplantation [J]. The annals of thoracic surgery, 2004 , 78 (5): 1644 – 1649.

[4] ROGERS K, OWENS T, GRIFFIN D A, et al. Extracorporeal membrane oxygenation to cardiopulmonary bypass with a single circuit exposure [J]. Perfusion, 2005, 20 (5): 295 – 298.

[5] RUSSO M J, MERLO A, ETON D, et al. Successful use of ECMO in a Jehovah's Witness after complicated re – heart transplant [J]. ASAIO journal, 2013, 59 (5): 528 – 529.

[6] HOECHTER D J, SHEN Y M, Kammerer T, et al. Extracorporeal circulation during lung transplantation procedures: a meta – analysis [J/OL]. ASAIO journal [2017 – 02 – 27]. https: //www. researchgate. net/publication/314226491_ Extracorporeal_ circulation_ during_ lung_ transplantation_ procedures_ a_ meta – analysis.

[7] TOMASKO J, PRASAD S M, DELL D O, et al. Therapeutic anticoagulation – free extracorporeal membrane oxygenation as a bridge to lung transplantation [J]. The journal of heart and lung transplantation, 2016 , 35 (7): 947 – 948.

[8] RELLO J, BELLO I, DE VICENTE R, et al. Risk factors for mortality in 272 patients with lung transplant: a multicenter analysis of 7 intensive care units [J]. Archivos de bronconeumología, 2017, 53 (8): 421 – 426.

[9] XU L, LI X, XU M, et al. Perioperative use of ECMO during double lung transplantation [J]. ASAIO journal, 2009, 55 (3): 255 – 258. .

[10] KIM S, DEMARIA S J, COHEN E, et al. Prolonged intraoperative cardiac resuscitation complicated by intracardiac thrombus in a patient undergoing orthotopic liver transplantation [J]. Seminars in cardiothoracic and vascular anesthesia, 2016, 20 (3): 246 – 251.

[11] JOHNSON L B, PLOTKIN J S, HOWELL C D, et al. Successful emergency transplantation of a liver allograft from a donor maintained on extracorporeal membrane oxygenation [J]. Transplantation, 1997, 63 (6): 910 – 911.

[12] WANG C C, WANG S H, LIN C C, et al. Liver transplantation from an uncontrolled non – heart – beating donor maintained on extracorporeal mem-

brane oxygenation [J]. Transplantation Proceedings, 2005, 37 (10): 4331 – 4333.

[13] FLECK T P, DANGEL G, BäCHLE F, et al. Long – term follow – up on health – related quality of life after mechanical circulatory support in children [J]. Pediatric critical care medicine, 2017, 18 (2): 176 – 182.

[14] PAOLONE S. Extracorporeal membrane oxygenation (ECMO) for lung injury in severe acute respiratory distress syndrome (ARDS): review of the literature [J/OL]. Clinical nursing research [2016 – 11]. https://www. researchgate. net/publication/309956963_ Extracorporeal_ Membrane_ Oxygenation_ ECMO_ for_ Lung_ Injury_ in_ Severe_ Acute_ Respiratory_ Distress_ Syndrome_ ARDS_ Review_ of_ the_ Literature.

[15] NASR V G, FARAONI D, DINARDO J A, et al. Adverse outcomes in neonates and children with pulmonary artery hypertension supported with ECMO [J]. ASAIO journal, 2016, 62 (6): 728 – 731.

[16] LEE W C, FANG C Y, CHEN H C, et al. Associations with 30 – day survival following extracorporeal membrane oxygenation in patients with acute ST segment elevation myocardial infarction and profound cardiogenic shock [J]. Heart and lung, 2016, 45 (6): 532 – 537.

[17] 陈春艳, 祁绍艳, 刘小军, 等. 河南省首例应用体外膜肺氧合技术治疗左侧主支气管断裂 [J]. 郑州大学学报 (医学版), 2014, (3): 413 – 415.

[18] FONDEVILA C, HESSHEIMER A J, RUIZ A, et al. Liver transplant using donors after unexpected cardiac death: novel preservation protocol and acceptance criteria [J]. American journal of transplantation, 2007, 7 (7): 1849 – 1855.

[19] JIMéNEZ – GALANES S, MENEU – DIAZ M J, Elola – Olaso A M, et al. Liver transplantation using uncontrolled non – heart – heating donors under normothermic extracorporeal membrane oxygenation [J]. Liver transplantation, 2009, 15 (9): 1110 – 1118.

[20] KE H Y, LIN C Y, TSAI Y T, et al. Increase the donor pool: transportation of a patient with fatal head injury supported with extracorporeal membrane ox-

ygenation ［J］. The journal of trauma, 2010, 68 (3): E87 - E88.

［21］ TING M, WANG C H, TSAO C I, et al. Heart transplantation under me-
chanical circulatory support for acute fulminant myocarditis with cardiogenic
shock: 10 years' experience of a single center ［J］. Transplantation Pro-
ceedings, 2016, 48 (3): 951 - 955.

［22］ SMITH C, BELLOMO R, RAMAN J, et al. An extracorporeal membrane
oxygenation - based approach to cardiogenic shock in an older population
［J］. The annals of thoracic surgery, 2001, 71 (5): 1421 - 1427.

［23］ MARK C, THEL M D, CHRISTOPHER M, et al. Cardiopulmonary resus-
citation: historical per spective to recent investigations ［J］. American
heart journal, 1999, 137 (1): 39 - 48.

［24］ TISHERMAN S A, VANDEVELDE K, SAFAR P, et al. Future directions
for resuscitation research. V. Ultra - advanced life support ［J］. Resusci-
tation, 1997, 34 (3): 281 - 293.

［25］ STUB D, BYRNE M, PELLEGRINO V, et al. Extracorporeal membrane
oxygenation to support cardiopulmonary resuscitation in a sheep model of re-
fractory ischaemic cardiac arrest ［J］. Heart, lung and Circulation, 2013,
22 (6): 421 - 427.

［26］ KERN K B, HILWIG R W, BERG R A, et al. Post-resuscitation left ven-
tricular systolic and diastolic dysfunction. Treatment with dobutamine ［J］.
Circulation, 1997, 95 (12): 2610 - 2613.

［27］ MUSIAŁ R, MONCZNIK P, ŚMIAEK P, et al. Experience in application
of therapies VA ECMO as short - term mechanical support of circulatory sys-
tem of adult patients in cardiogenic shock ［J/OL］. Kardiol Polska
［2016 - 05 - 23］. https://www. researchgate. net/publication/
303540632_ Experience_ in_ application_ of_ therapies_ VA_ ECMO_
as_ short - term_ mechanical_ support_ of_ circulatory_ system_ of_ a-
dult_ patients_ in_ cardiogenic_ shock.

［28］ LIU C H, KUO S W, HSU L M, et al. Peroxiredoxin 1 induces inflamma-
tory cytokine response and predicts outcome of cardiogenic shock patients
necessitating extracorporeal membrane oxygenation: an observational cohort

study and translational approach [J]. Journal of translational medicine, 2016, 14 (1): 114.

[29] DI LASCIO G, PRIFTI E, MESSAI E, et al. Extracorporeal membrane oxygenation support for life – threatening acute severe status asthmaticus [J]. Perfusion, 2017, 32 (2): 157 – 163.

[30] SMEDIRA N G, MOAZAMI N, GOLDING C M, et al. Clinical experience with 202 adults receiving extracorporeal membrane oxygenation for cardiac failure: survival at five years [J]. Journal of thoracic and cardiovascular surgery, 2001, 122 (1): 92 – 102.

[31] GOLDING L A R. Postcardiotomy mechanical support [J]. Semin Thorac Cardiovasc Surg, 1991 (3): 29 – 33.

[32] KO W J, LIN C Y, CHEN R J, et al. Extracorporeal membrane oxygenation support for adult postcardiotomy cardiogenic shock [J]. Annals of thoracic surgery, 2002, 73 (2): 538 – 545.

[33] BAKHTIARY F, KELLER H, DOGAN S, et al. Venoarterial extracorporeal membrane oxygenation for treatment of cardiogenic shock: clinical experiences in 45 adult patients [J]. The journal of thoracic and cardiovascular surgery, 2008, 135 (2): 382 – 388.

[34] BARTOLOME S D, TORRES F. Severe pulmonary arterial hypertension: stratification of medical therapies, mechanical support, and lung transplantation [J]. Heart failure reviews, 2016, 21 (3): 347 – 356.

[35] SHANKARRAMAN V, KOCYILDIRIM E, OLIA S E, et al. Biocompatibility assessment of the CentriMag – Novalung adult ECMO circuit in a model of acute pulmonary hypertension [J]. ASAIO journal, 2014, 60 (4): 429 – 435.

[36] AFFRONTI A, DI BELLA I, CARINO D, et al. Levosimendan may improve weaning outcomes in venoarterial ECMO patients [J]. ASAIO journal, 2013, 59 (6): 554 – 557.

[37] PEEK G J, MUGFORD M, TIRUVOIPATI R, et al. Efficacy and economic assessment of conventional ventilatory support versus extracorporeal membrane oxygenation for severe adult respiratory failure (CESAR): a multicentre random-

ised controlled trial ［J］. The lancet, 2009 , 374 (9698): 1351 – 1363.

［38］ROSENBERG A A, HAFT J W, BARTLETT R, et al. Prolonged duration ECMO for ARDS: futility, native lung recovery, or transplantation? ［J］. ASAIO journal, 2013 , 59 (6): 642 – 650.

［39］祁绍艳，王文涛，楚紫栋，等. 体外膜肺氧合治疗成人重度急性呼吸窘迫综合征的疗效及相关影响因素 ［J］. 中华结核和呼吸杂志，2016, 39 (4): 291 – 297.

［40］MACLAREN G. 10 – year survival in children after extracorporeal membrane oxygenation for respiratory failure ［J］. Pediatric critical care medicine, 2017, 18 (3): 287 – 288.

［41］李欣. 急性呼吸窘迫综合征与体外膜肺氧合技术进展 ［J］. 内科理论与实践，2010, 5 (6): 476 – 477.

［42］HEMMILA M R, ROWE S A, BOULES T N, et al. Extracorporeal life support for severe acute respiratory distress syndrome in adults ［J］. Annals of surgery, 2004, 240 (4): 595 – 607.

［43］HEILMANN C, TRUMMER G, BERCHTOLD – HERZ M, et al. Established markers of renal and hepatic failure are not appropriate to predict mortality in the acute stage before extracorporeal life support implantation ［J］. European journal of cardio – thoracic surgery, 2012 , 42 (1): 135 – 141.

［44］COOPER J D, TEASDALE S, NELEMS J M, et al. Cardiorespiratory failure secondary to peripheral pulmonary emboli. Survival following a combination of prolonged extracorporeal membrane oxygenator support and pulmonary embolectomy ［J］. Journal of thoracic and cardiovascular surgery, 1976 , 71 (6): 872 – 877.

［45］HORI D, TANAKA M, KOHINATA T, et al. Successful usage of extracorporeal membrane oxygenation as a bridge therapy for acute pulmonary embolism between hospitals ［J］. General thoracic and cardiovascular surgery, 2010 , 58 (6): 283 – 286.

［46］STAUDACHER D L, BODE C, WENGENMAYER T. Three cases of severe pulmonary embolism after dual – lumen extracorporeal membrane oxygenation catheter removal. Critical care medicine, 2016 , 44 (6): e449.

[47] DIGONNET A, MOYA – PLANA A, AUBERT S, et al. Acute pulmonary embolism: a current surgical approach [J]. Interactive cardio vascular and thoracic surgery, 2007, 6 (1): 27 –29.

[48] DRENGER B, OSTROVSKY I A, BARAK M, et al. Diabetes blockade of sevoflurane postconditioning is not restored by insulin in the rat heart: phosphorylated signal transducer and activator of transcription 3-and phosphatidylinositol 3-kinase-mediated inhibition [J]. Anesthesiology, 2011, 114 (6): 1364 –1372.

[49] YUBA T, YAMASHITA Y, HARADA H, et al. Tracheal Resection and Primary Anastomosis for Adenoid Cystic Carcinoma Using an Extracorporeal Membrane Oxygenation [J]. Kyobu geka, 2016, 69 (6): 447 –451.

[50] CHETTRI S, BHAT B V, Adhisivam B. Current concepts in the management of meconium aspiration syndrome [J]. Indian journal of pediatrics, 2016, 83 (10): 1125 –1130.

[51] BARTLETT R H, GAZZANIGA A B, JEFFERIES M R, et al. Extracorporeal membrane oxygenation (ECMO) cardiopulmonary support in infancy [J]. Trans Am Soc Artif Intern Organs, 1976 (22): 80 –93.

[52] WISWELL T E. Advances in the treatment of the meconium aspiration syndrome [J]. Acta paediatrica supplement, 2001, 90 (436): 28 –30.

[53] RADHAKRISHNAN R, MERHAR S, MEINZEN – DERR J, et al. Correlation of MRI brain injury findings with neonatal clinical factors in infants with congenital diaphragmatic hernia [J]. American journal of neuroradiology, 2016, 37 (9): 1745 –1751.

[54] FALLON S C, CASS D L, OLUTOYE O O, et al. Repair of congenital diaphragmatic hernias on Extracorporeal Membrane Oxygenation (ECMO): does early repair improve patient survival? [J]. Journal of pediatric surgery, 2013, 48 (6): 1172 –1176.

[55] MCINTYRE C M, HANNA B D, RINTOUL N, et al. Safety of epoprostenol and treprostinil in children less than 12 months of age [J]. Pulmonary circulation, 2013, 3 (4): 862 –869.

第五章　ECMO 的类型

不同原因的心肺功能衰竭患者可以采取不同的 ECMO 辅助方式。按照引流和注入血液的血管类型，ECMO 主要分为三种类型：从静脉引出又注入静脉为静脉-静脉体外膜肺氧合（V-V ECMO）；从静脉（V）系统引出注入动脉（A）分支为静脉-动脉体外膜肺氧合（V-A ECMO）；另外还有无泵驱动型 ECMO，即动脉-静脉体外膜肺氧合（A-V ECMO）。

第一节　V-V ECMO

一、V-V ECMO 的特点

（一）插管方便

V-V ECMO 操作较 V-A ECMO 简单、安全。只需静脉插管，单根双腔静脉-静脉体外膜肺氧合（double-lumen V-V ECMO，DLV-V ECMO）仅经皮穿刺即可，无须结扎静脉，可进一步减少血管操作带来的并发症。

（二）减少循环栓塞和再灌注损伤

同样用于呼吸衰竭辅助时，V-V ECMO 并发症要明显少一些，V-V ECMO 辅助氧合血直接进入肺循环，当循环管路出现血栓或气栓时，患者肺脏可以起到阻隔作用，减少了可能产生的体循环栓塞的风险。V-V ECMO 氧合血经混合后进入体循环，减少了 V-A ECMO 氧合血直接进入脑而引起的再灌注损伤。

（三）血流动力学指标稳定

使用 V－V ECMO 进行呼吸辅助的患者，通常心脏无基础病变，而且要求功能良好，辅助过程中血流动力学指标一般较稳定。而且 V－V ECMO 对血管的搏动性无影响，保持了生理血流的特征，对各器官的灌注和血管阻力的影响较小。

（四）增加肺循环氧供

V－V ECMO 改善肺循环氧饱和度，减轻肺部炎症反应和细胞因子反应，为病变肺脏功能恢复赢得时间；而 V－A ECMO 辅助时肺循环血流量减少、流速变慢，可能引起肺缺血或血栓，当患者左心衰竭很严重时，左心回血逐渐增多而不能完成射血，左心室膨胀，左房压升高，不仅加重心脏功能损伤，而且也有可能引起肺淤血、水肿。

（五）改善心功能

V－V ECMO 对心脏功能起到间接的改善作用，可以降低胸膜腔内压，使肺得到充分休息，改善机体的氧合状态，逆转酸中毒，而且还可增加冠状动脉的血液供应及降低右心室后负荷，改善心脏氧供，增加心排血量。V－V ECMO 辅助初期血管收缩药物的剂量迅速下降。在呼吸衰竭的新生儿 V－V ECMO 支持期间，患者平均动脉压明显提高，心功能得到改善，甚至可允许停用缩血管药物。但在少数呼吸衰竭患者进行 V－V ECMO 辅助出现严重血流动力学指标不稳定时，需要转成 V－A ECMO。

二、V－V ECMO 的分类和插管技术

（一）V－V ECMO 的分类

根据插管和血流方式的不同，V－V ECMO 可分为以下三大类型。

1. 连续血流两部位 V－V ECMO

V－V ECMO 经典引流方法是经颈内静脉引流出右心房的血液，然后从股静脉回输（图 5－1）。

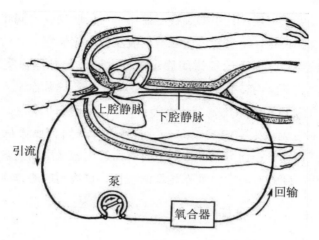

图 5-1　V-V ECMO 颈内静脉-股静脉置管示意

2. 连续血流 DLV-V ECMO

因为新生儿股静脉细小，将静脉引流管置于股静脉引流量往往不足，针对此设计出 DLV-V ECMO，将单根双腔管放置于颈内静脉，将血液从右心房引流出，经过氧合器氧合后再通过灌注口回输到右心房（图 5-2）。即利用一根静脉插管就可实现血液的引流和回输，又可减少氧合血再循环，提高V-V ECMO 的氧合能力。

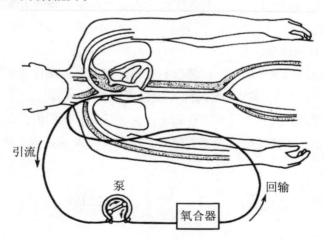

图 5-2　DLV-V ECMO 插管示意

3. 潮式血流 ECMO

潮式血流 ECMO 利用泵驱动血液以潮起潮落的形式双向流动，只需一根单腔插管就可以实现。其主要装置是储血室与单腔插管之间相连接的交替管路钳闭系统。首先，将患者体内血液引流至静脉储血室，然后泵驱动血液通过氧合器，当静脉引流管被钳闭后，氧合血通过动脉储血室回到患者体内，即通过潮式环路内转换管钳的切换，达到将引流静脉血泵入动脉血的目的。与连续血流 ECMO 相比，潮式血流 ECMO 临床应用较少，而且，潮式血流 ECMO 对血流动力学影响较大。当静脉钳开放时，血流从患者体内引流出，导致低血容量；而当动脉钳开放时，血管内容量重新充盈，有可能导致容量超负荷。随着右心室血液充盈度的变化，最终引起心排血量的变化。

（二）V – V ECMO 的插管技术

1．不同年龄的插管方法

（1）新生儿插管：新生儿标准的插管方法是将 DLV – V 插管通过右颈内静脉放置到右心房中部，同时为了增加引流量，可经颈内静脉向头侧方向再插 1 根插管。头侧静脉插管的引流量占总引流量的 1/3～1/2，从而增加 ECMO 循环血量和机体氧供。

（2）儿童和成人插管：儿童和成人多采用经颈内静脉、股静脉和髂静脉切开置管方法。研究发现，与右心房 – 股静脉路径相比较，股静脉 – 右心房路径可显著减小再循环分数。年龄较大的儿童、青少年和成人多选股静脉 – 颈内静脉转流方法。

2．双腔管的位置

双腔管顶端应置于低于上腔静脉右心房入口处，以确保双腔管的所有侧孔都在右心房内。在 ECMO 辅助同时进行呼吸机机械通气的情况下，即使插管在耳后颈部的皮肤上妥善缝合固定以保证插管在血管内，此插管位置也可能经常改变。如怀疑插管位置有问题，应做胸部 X 线检查以便确认。

第二节　V – A ECMO

V – A ECMO 不仅用于各种原因导致的急性可逆性循环功能衰竭的短时间辅助治疗，而且也由单纯期待心脏功能恢复扩展到为患者提供后续治疗（心脏移植或安装长期心室辅助装置）作桥梁，提高重症心力衰竭患者的临床救治率。

一、V-A ECMO 对心脏的影响

(一) 降低心脏前负荷

V-A ECMO 辅助时，由于患者右心房的血液大部分引流入 ECMO 管路中，因此左心室的前负荷降低，自身心脏的排血量减少，而患者总的心排血量为自身心脏的排血量和 ECMO 辅助动脉供血量之和。

(二) 增加心脏后负荷

V-A ECMO 辅助时，前向血流由自身心脏射血和泵驱动的动脉血流组成，前负荷降低会引起前向血流不足而导致低血压。在足够的前负荷和前向血流时，低血压与全身血管阻力降低或血管张力下降有关，此种现象见于败血症患者，此时可通过提高前向血流来恢复压力。

ECMO 辅助时的高血压可能是增加后负荷的原因之一，有报告其在新生儿中发生率为 93%，可能与 ECMO 辅助时脉压降低刺激肾脏肾素-血管紧张素-醛固酮系统有关，导致前后负荷增加，产生高血压。另外可能与高血容量、外源性血管活性药物和未充分镇静有关。

(三) 心肌收缩力降低

许多研究通过超声心动图证实，在 ECMO 运转时左室收缩期指数降低，在 ECMO 运转 24 h 内最明显，如没有心肌缺血或心脏器质性疾病，在 ECMO 辅助结束后一般可以恢复。

(四) 冠状动脉供血减少

冠状动脉血流在舒张期室壁张力降低时最高，而在收缩期时降低。心室收缩时室壁张力增高，因此灌注冠状动脉的动脉血流主要来自收缩末期主动脉根部。在 ECMO 转流时，来自插管的氧合血必须完全替换来自左心室的少量射血，心脏才可能由 ECMO 的血液供血。另外，V-A ECMO 可增加左心室后负荷，使左心室室壁张力增加，增加冠状动脉的阻力，减少冠状动脉

供血。当 V-A ECMO 辅助心脏时，如出现患者自身肺脏氧合不好时，本已衰竭的心脏仍然面临缺氧性损伤的威胁。

（五）使心肌顿抑恢复

ECMO 转流时心肌顿抑的发生率为 2.4% ~38% 不等，持续 1 h 到几天不等。如果 ECMO 辅助可以提供足够的血流动力学支持，部分心肌顿抑是可以恢复的。同时也要注意，当出现心肌顿抑时也需要积极治疗，如加以强心剂、降低后负荷及增加左心室前负荷也有一定作用。随着时间的推移和 ECMO 的辅助大多数患者都能恢复至正常心功能。虽然研究者们都认为心肌顿抑可以恢复良好，但各研究中心报道其死亡率为 42% ~100%。

二、V-A ECMO 的转流途径

（一）周围静脉-动脉转流

将静脉插管从股静脉置入，插管向上延伸至右心房，引出的静脉血在氧合器中氧合，经泵从股动脉注入体内。该插管方式可将 80% 回心血流引至氧合器，降低肺动脉压和心脏前负荷。缺点是股动脉插管位置低，患者心肌、脑组织和上半身得不到充分的血流灌注。

（二）中心静脉-动脉转流

这是目前最常用的方法。由于右颈部血管对插管有很强的耐受性，一般通过颈内静脉插管，经右心房将血液引流至氧合器，氧合血通过颈动脉插管至主动脉弓输入体内（图 5-3，图 5-4）。主要特点：体外循环注入的氧合血可替代衰竭的心肺功能。当流量达到 120 mL /（kg·min）时，心脏可处于休息状态。此法可降低肺动脉压力，人工呼吸依赖性成分少，适用于严重的呼吸衰竭患儿。不足之处在于，非搏动灌注成分多，血流动力学不易稳定；插管拔管操作复杂，特别是结扎一侧颈部血管，对今后的脑发育有潜在危险。

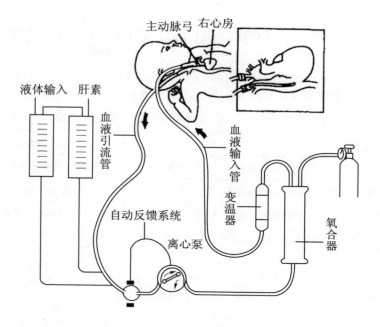

图 5 - 3　婴幼儿 V - A ECMO 辅助示意

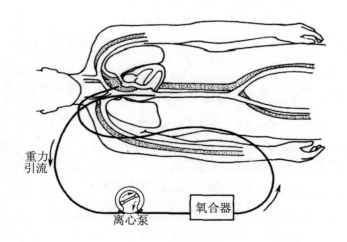

图 5 - 4　成人 V - A ECMO 颈内动、静脉插管示意

附 V-V ECMO 和 V-A ECMO 的比较

V-V ECMO 和 V-A ECMO 的比较如表 5-1 所示。

表 5-1 V-V ECMO 和 V-A ECMO 的比较

项目	V-V ECMO	V-A ECMO
插管部位	只需静脉插管，可一处插管	静脉和动脉插管
可达到的 PaO_2 值	45~80 mmHg	60~150 mmHg
氧供监测指标	静脉血 SvO_2，跨膜 O_2 分压差，患者 PaO_2，膜前 SO_2 的变化趋势	混合血 SvO_2，患者 PaO_2，计算耗氧量
对心脏功能的影响	无直接作用，中心静脉压和脉搏搏动不受影响，增加冠状动脉的氧供，降低右室前负荷	降低前负荷，增加后负荷；脉搏搏动减弱；冠状动脉血主要来自左心室射血；心肌顿抑发生率高
供氧能力	中等，增加引流管、提高引流量可增加氧供	高
循环支持	无直接作用，可通过增加心排血量、冠状动脉血流量和改善肺循环间接对循环辅助	部分或完全替代心脏做功
对肺循环血量的影响	无血流变化，增加肺循环氧供	中等或明显降低
存在右向左分流	增加主动脉血液血红蛋白饱和度	降低主动脉血液血红蛋白饱和度
存在左向右分流	可能发生肺充血和低血压	可能发生肺充血和低血压
再循环	有（15%~50%），是影响患者氧供的主要因素	无

第三节 A – V ECMO

A – V ECMO 属于无泵驱动型 ECMO，主要适用于强壮、心脏功能极佳的呼吸衰竭患者，因为无泵驱动型 ECMO 是利用患者自身动静脉压差推动血液流动以进行气体交换，患者的心血管系统足以承担这种一定量的动静脉分流，以获得足够的气体交换。呼吸衰竭发生急性呼吸危象时，以 500 mL/min 的流量做 A – V ECMO，不用呼吸机，即可使 PCO_2 降到正常范围。A – V 径路转流进行气体交换辅助的血流量有限，因此不能作为完全性心肺辅助，由于不需要泵的驱动，故 A – V ECMO 对血液的损伤小，但要求氧合器的跨膜压差要小，同时要求患者的心脏能够将分流的血液从右心房泵入自体肺内，再通过左心将部分血液注入氧合器氧合。

主要参考文献

［1］ VOELKER M T, JAHN N, BERCKER S, et al. Prone positioning of patients during venovenous extracorporeal membrane oxygenation is safe and feasible ［J］. Anaesthesist, 2016, 65 (4): 250 – 257.

［2］ FRENCK B, RADELL P. Respiratory failure and extracorporeal membrane oxygenation ［J］. Journal of pediatric surgery, 2008, 17 (1): 34 – 41.

［3］ PAPAZIAN L, HERRIDGE M, COMBES A. Focus on veno – venous ECMO in adults with severe ARDS ［J］. Journal of intensive care medicine, 2016, 42 (11): 1655 – 1657.

［4］ PETROU S, BISCHOF M, BENNETT C, et al. Cost – effectiveness of neonatal extracorporeal membrane oxygenation based on 7 – years results from the United Kingdom Collaborative ECMO Trail ［J］. Pediatrics, 2006, 117 (5): 1640 – 1649.

［5］ WANTA B T, TYNER H L, BOHMAN J K, et al. Successful Treatment of Refractory Hypoxemia Secondary to Disseminated Histoplasmosis Using Extracorporeal Membrane Oxygenation Support ［J］. A case reports, 2016, 7

(8): 161 – 164.

[6] DINI C S, LAZZERI C, CHIOSTRI M, et al. A local network for extracorporeal membrane oxygenation in refractory cardiogenic shock [J]. Acute cardiac care, 2015, 17 (4): 49 – 54.

[7] CHAARA J, CIKIRIKCIOGLU M, ROFFI M. Percutaneous coronary intervention under temporary peripheral veno – arterial extracorporeal membrane oxygenation [J/OL]. European heart journal: acute cardiovascular care [2016 – 06 – 08]. https://www. researchgate. net/publication/ 303867378_ Percutaneous_ coronary_ intervention_ under_ temporary_ peripheral_ veno – arterial_ extracorporeal_ membrane_ oxygenation.

[8] MACDONALD P S, JANSZ P C. Extracorporeal membrane oxygenation for acute cardiogenic shock: how do you mend a broken heart? [J]. Transplantation, 2016, 100 (9): 1795 – 1796.

[9] KRUEGER K, SCHMUTZ A, ZIEGER B, et al. Venovenous extracorporeal membrane oxygenation with prophylactic subcutaneous anticoagulation only: an observational study in more than 60 patients [J]. Journal of artificial organs, 2017, 41 (2): 186 – 192.

[10] MESSAI E, BOUGUERRA A, GUARRACINO F, et al. Low blood arterial oxygenation during venovenous extracorporeal membrane oxygenation: proposal for a rational algorithm – based management [J]. Intensive care medicine, 2016, 31 (8): 553 – 560.

[11] GHEZ O, FEIER H, UGHETTO F, et al. Postoperative extracorporeal life support in pediatric cardiac surgery: recent results [J]. ASAIO journal, 2005, 51 (5): 513 – 516.

[12] PIERRAKOS C, COLLOT V, VAN LIESHOUT H, et al. Injection of agitated saline to detect recirculation with transthoracic echocardiography during venovenous extracorporeal oxygenation: A pilot study [J]. Critical care, 2016 (37): 60 – 64.

[13] BARTLETT R H. Extracorporeal life support: history and new direction [J]. ASAIO journal, 2005, 51 (5): 487 – 489.

[14] SHADE B C, SCHIAVO K, ROSENTHAL T, et al. A single center's conver-

sion from roller pump to centrifugal pump technology in extracorporeal membrane oxygenation ［J/OL］. Perfusion ［2016 － 06 － 05］. https：//www.researchgate. net/publication/303867378_ Percutaneous_ coronary_ intervention_ under_ temporary_ peripheral_ veno － arterial_ extracorporeal_ membrane_ oxygenation.

［15］ CHACÓN － ALVES S, PÉREZ － VELA J L, GRAU － CARMONA T. Veno － arterial ECMO for rescue of severe airway hemorrhage with rigid bronchoscopy after pulmonary artery thromboendarterectomy ［J］. International journal of artificial organs, 2016, 39 （5）: 242 －244.

第六章 建立 ECMO 的准备

第一节 术前物品准备

一、ECMO 相关设备和耗材准备

（一）ECMO 相关设备

离心泵、离心泵紧急手摇驱动装置、氧合器、UPS、全自动变温水箱、空气–氧气混合调节器、ACT 监测仪、APTT 监测仪、动态血气监测仪、配电盘、注射泵、床旁超声、X 线拍片机等。

（二）一次性耗材

ECMO 套包（分成人用和儿童用两种）、ECMO 动静脉插管（根据患者情况选择合适的型号）、ACT 试管、APTT 试管等。

（三）ECMO 管道准备

1. 插管型号的选择

ECMO 插管是提供理想的 ECMO 流量的主要限制因素之一。血流阻力随插管内径减小而增加，所以要放置尽可能粗的插管，内径尽量大，插管长度尽量短，并根据患者流量的需求决定动脉插管的型号。

2. 插管材质的选择

组织相容性好、柔软的插管，有利于较长时间的 ECMO 辅助。动脉插管内的血液由离心泵驱动流出，不容易粘壁，因此插管有无肝素涂层均可。设计插管时，为了降低插管的阻力、提高流量，通常需要增加插管的弹性及

降低插管壁的厚度，但这样也容易导致插管变形折曲，所以 V - A ECMO 一般采用切开插管。

3. 插管方式的选择

插管方式有切开插管、半切开插管、经皮穿刺插管及左心房插管几种。根据不同情况及成人或小儿选择 V - V 或 V - A 转流途径。

二、ECMO 预冲液准备

生理盐水 3L、羟乙基淀粉氯化钠注射液 500 mL、乳酸林格液 500 mL 或勃脉力 A 500 mL 等。特殊情况（如患者为婴幼儿时）选择血制品等。

三、穿刺所需物品准备

无菌专用动静脉穿刺插管包 1 套，内含手术铺巾、止血纱、注射器、针头、血管钳、手术剪等；颈内静脉穿刺包，内含手术刀片、缝针缝线、穿刺针、导丝、扩张器、固定胶布等。

四、外科手术插管准备

无菌专用手术插管包 1 套，内含铺巾、敷料、止血纱、小碗、弯盘、消毒钳、手术刀柄、手术刀片、手术剪、眼科剪、血管钳、手术镊、持针钳、缝针、缝线、拉钩、注射器、针头等。

无菌手术衣 6 件、无菌手套 10 副、碘伏消毒液 500 mL 等。

五、呼吸机相关设备准备

有创呼吸机 1 台、中心供氧设备、一次性呼吸机管道、呼吸机模拟肺、湿化装置、气管插管包、喉镜。

六、吸痰相关设备准备

中心负压吸痰或电动吸痰器、吸痰管（根据患者情况选择合适的型号）、吸痰连接管。

七、其他

咪达唑仑 1 ~ 2 支（2 mL：10 mg），枸橼酸芬太尼注射液 1 ~ 2 支

（2 mL：100 μg），肝素帽 10 个，三通接头 6 个，肝素 5 支（2 mL：12 500 u），人血白蛋白 2 瓶（50 mL：10 g），红细胞 2 u（根据情况而定，建议专人负责取血，确保取到用上），输液加压袋 2 个。

第二节　插管准备

1. 患者准备

保持患者平卧位，去掉床头床档；适当约束；穿刺部位备皮。

2. 操作台准备

保留颈内静脉穿刺者站立工作的位置，在患者下肢部位搭建操作台。

3 消毒

（1）消毒范围：股静脉穿刺处消毒范围上至肚脐下，下至大腿上 1/3，两侧至腋中线；颈内静脉穿刺消毒范围上至下唇，两侧至斜方肌前缘，下至两乳头连线。

（2）消毒方法：常规手术消毒。

4. 麻醉

静脉注射咪达唑仑注射液、枸橼酸芬太尼注射液，随之维持泵入，依患者情况调整泵速。

5. 铺巾

在两个穿刺部位铺巾，覆盖整个床单位，注意避免气管插管压折，并留出吸痰的位置。

6. 穿刺

建议首选右侧股静脉。穿刺时判断动脉、静脉，充分扩皮，防止导丝打折。

7. 进管的深度

股静脉处 40～45 cm，颈内静脉处 15～18 cm。

8. 固定

双线缝合固定，颈内静脉处两处固定，股静脉处三处固定，防止管路滑脱。

第三节　ECMO 系统安装及预充

一、ECMO 系统连接

ECMO 系统包括氧合器、离心泵、流量监测探头、氧饱和度探头及循环管路，按图 6-1 所示连接，根据需要可适当缩短或延长连接管路，确认动静脉管路连接正确，预充排气管路通畅开放。图中虚线包绕管道为动静脉环路，需要保证其无菌状态，以便与患者动静脉插管连接。

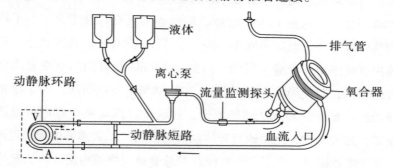

图 6-1　美敦力肝素涂抹技术处理的全套 ECMO 系统示意

二、连接要点

（一）负压测定装置连接口

离心泵入口负压监测是反应静脉回流的重要参考指标，负压过大将直接导致 ECMO 流量下降及血液循环增加。

（二）动、静脉血氧饱和度探头

动脉氧饱和度可以实时反应人工肺氧合情况，是 ECMO 期间判断氧供的有效快捷指标，它可以快速指导机体氧供的调节；混合静脉氧饱和度是机体氧消耗监测的唯一实时指标，在确保监测准确的情况下同时可以判定自身循环功能和呼吸功能的恢复情况。目前常常采用美敦力氧饱和度探头，结果可信，能反应实时的氧饱和度变化及血细胞比容水平，但需要每 24 h 根据血气结果校正数据。

（三）三通接头

所有三通接头必须连接紧密，锁扣牢固。裸露的三通接头为了以后连接管路或采集血液标本可以用无菌肝素帽盖紧。所有针对三通部位的操作需要严格遵守无菌原则。动静脉间短路在 ECMO 开始前必须保证关闭。

（四）动静脉短路

美敦力氮素涂层化套包的动静脉间连接有短路（图 6－1），通常作为试停 ECMO 时使用。这在 ECMO 辅助循环过程中具有特殊意义。为了维持动静脉间的血液循环，该短路在 ECMO 运转期间必须处于夹闭状态，从而导致短路内血液停留、淤滞、凝固，因此在 ECMO 管理期间常规要求定时定点开放该管路，避免局部血栓的形成。在 ECMO 终止期间，为了增加辅助器官做功，需要减少 ECMO 辅助流量，在流量过低时氧合器内的血液可能发生淤滞，形成血栓，此时通过开放动静脉短路，无效循环增加，逐渐减少 ECMO 动脉端血流量，直至完全夹闭动静脉管路而维持短路开放，观察辅助终止后患者循环呼吸功能的耐受及变化情况，如果自身器官仍无法完全维持功能稳定，则夹闭短路，开放动静脉而继续行 ECMO 辅助。因此，动静脉短路在 ECMO 终止期间起到维持 ECMO 系统循环状态的作用，为再次 ECMO 支持提供保障。由于短路内容易形成血栓，有的医院在 ECMO 常规中舍弃不用（图 6－2）。

三、ECMO 系统预充排气

不同的 ECMO 系统需要不同的预充方法，快速预充排气是决定 ECMO 快速建立的重要因素，ECMO 专业人员必须熟悉和掌握不同 ECMO 系统的设计、安装特点。

通常依靠重力排气，根据预充液来路的位置通常将 ECMO 管路系统分为两部分：动静脉管道包和离心泵、氧合器。通过管道钳分别控制预充液，先后预充动静脉端和离心泵、氧合器端，预充排气的废液出口通常在氧合器

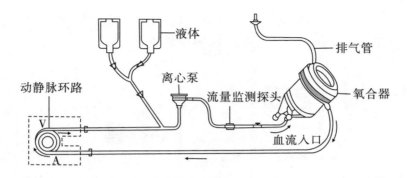

图 6 - 2   舍弃动静脉短路的美敦力 ECMO 套包连接后示意

的出口或上缘，排气时确保有足够的重力落差，并避免预充液流速过快。目前新型氧合器的自动气泡捕捉功能可以排出少量管路中的气体，从而为快速预充奠定了基础。轻敲管道系统即可将附壁气泡赶走。预充前建议可适当用二氧化碳气体驱除管道系统内的空气。常用的预充液是生理盐水、乳酸林格液、羟乙基淀粉氯化钠注射液、勃脉力 A 等晶体液。

四、预充后的 ECMO 系统试运行

预充完成，确认系统排气完全后，将 ECMO 离心泵头及氧合器固定在离心泵及 ECMO 转运车上。连接电源，打开控制器开关，自检完成无误后，打开流量开关，观察离心泵运转是否正常。将流量计数调零，设定流量标尺和报警流量范围，将负压管调零，松开离心泵进出口管道钳和动静脉管道钳，观察流量显示是否正确，检查管道各接口和氧合器有无渗漏。氧气管连接正常，气源供应无误；再次检查 ECMO 系统（图 6 - 3）内有无气体，确保一切正常后夹闭动静脉管道。机器预充测试完毕，可以移至床旁安装 ECMO。

五、预充液置换

成人 ECMO 系统用晶体预充液排气后可适当用人工胶体液来维持 ECMO 预充液的胶体渗透压，从而避免大量晶体液导致的血液黏度下降和组织间隙水肿的发生。

对于低体重患者尤其是婴幼儿及新生儿 ECMO 患者而言，ECMO 系统预

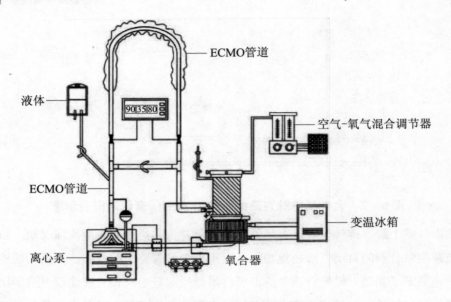

图 6 - 3　ECMO 系统连接完成示意

充液相对机体血容量较多，甚至成倍增加，考虑到 ECMO 预充液成分对自身脆弱内环境的影响，需要对 ECMO 系统的预充液进行适当调整。通常 ECMO系统预充后需要根据患儿一般状况补充库血、新鲜冰冻血浆、人血白蛋白等血制品，排出多余晶体成分，并根据预充液血气调整预充液酸碱度、重要离子浓度，维持胶体渗透压（colloid osmotic pressure，COP），使血红蛋白水平接近正常。另外，预充液置换完毕还需要氧合、保温，尽量避免大量预充液对婴幼儿血流动力学及内环境的不利影响。

第四节　ECMO 系统对接转机

一、流量选择

ECMO 启动初期需要通过转速与对应流量来确认当前插管可以达到的最高辅助流量，而后结合患者的实际情况，观察需要辅助的最佳流量。若达不到最佳流量，可能需要调整插管位置，甚至重新插管；若需要的最佳流量低于当前的最高辅助流量，建议在启动 5 ~10 min 内逐渐降低转速，降低

ECMO辅助流量至患者需要的有效辅助流量即可。

二、注意事项

（1）ECMO 上机前给予充分扩容，同时密切关注血压。

（2）对接前，退出洞巾。

（3）对接前备好肝素盐水及 50mL 注射器，对接时连续注入，防止产生气泡。ECMO 管路对接过程中采用管道钳夹闭。

主要参考文献

［1］NARDO B, TSIVIAN M, NERI F, et al. Extracorporeal portal vein oxygenation improves outcome of acute liver failure in swine ［J］. Transplantation proceedings, 2008, 40 （6）: 2046 - 2048.

［2］KAPOOR P M. From cardio pulmonary bypass to ECMO, mechanical assist decices, quality cintrol and decrease in 30 day mortality in cardiac anesthesia - are we nearer our goal ［J］. Annals of cardiac anaesthesia, 2015, 18 （2）: 129.

［3］SCHMID C, TJAN T, ETZ C, et al. The excor device - revival of an old system with excellent results ［J］. Journal of thoracic and cardiovascular surgery, 2006, 54 （6）: 393 - 399.

［4］XU L, LI X, XU M, et al. Perioperative use of ECMO during double lung transplantation ［J］. ASAIO journal, 2009, 55 （3）: 184 - 187.

［5］KOHLER K, VALCHANOV K, NIAS G, et al. ECMO cannula review ［J］. Perfusion, 2013, 28 （2）: 114 - 124.

［6］MEDERSHAHIAN N, NAGIB R, WIPPERMANN J, et al. A simple technique of distal limb perfusion during prolonged femora - femoral cannulation ［J］. Journal of cardiac surgery, 2006, 21 （2）: 168 - 169.

［7］RAISE - BAHRAMI K, RIVERA O, SHORT B L. Validation of a noninvasive neonatal optical cerebral oximeter in veno - venous ECMO patients with cephalad catheter ［J］. Journal of perinatology, 2006, 26 （10）: 628 - 635.

［8］PEER S M, RAMAKRISHNAN K, WADE J R, et al. Rapid response extracorporeal membrane oxygenation deployment - surgical technique ［J］.

World journal for pediatric and congenital heart surgery, 2016, 7 (6): 753 - 757.

[9] CAMBONI D, PHILIPP A, LUBNOW M, et al. Extracorporeal membrane oxygenation by single - vessel access in adults: advantages and limitations [J]. ASAIO journal, 2012, 58 (6): 616 - 621.

第七章　ECMO 的监测及管理

第一节　心功能的监测及管理

一、心电图监测及管理

（一）心率

自主心率的变化直接反映心脏工作负荷的状态。当全身血流动力学状态不能很好维持时，自身反馈性调节机制将反射性地加快心率来维持必要的心脏射血。心率越快氧耗越多，对于冠状动脉血供有可能存在异常的患者，ECMO 治疗期间在保证心脏前负荷相对较少的情况下，要有充足的 ECMO 流量，同时维持良好的血压来满足有效的冠状动脉血供，保证心脏的氧耗及做功，来减慢心率，从而达到心脏充分休息的目的。

但是，在临床工作中 ECMO 对心率的影响也存在着争议。Martin 研究发现，即使血压升高对心率的影响也不明显。Kimball 等报道在 ECMO 大流量辅助时，心率明显降低，插管时刺激右侧颈动脉窦可能是导致血压降低的一个重要因素。Buckner 等认为，ECMO 辅助中血压升高后心率降低是正常的感受器反射。Cornish 等对 15 个应用 V－V ECMO 治疗的婴幼儿心脏功能进行评价，发现心率存在普遍下降的现象，系统氧合改善、酸中毒纠正、内源性和外源性儿茶酚胺减少可能是导致其发生的原因。临床上，在 V－V ECMO 治疗中，应用双腔管插入右心房持续静脉－静脉支持时，都出现心率下降，可能由于右心房壁感受器受到刺激导致心率减慢，另外在血液稀释初期也会出现心率下降。

影响心率的因素有很多，包括外源性和内源性儿茶酚胺、正性肌力药物、迷走神经兴奋、前负荷、后负荷和意识状态等，心率变化时很难分辨出是否为 ECMO 的影响，尤其是氧合的改善、组织灌注和酸中毒的纠正等也会减慢心率。总之，心率的变化容易受到与 ECMO 无关的因素干扰。

（二）心律

单纯而且规律性的室性期前收缩是心脏负荷过重或心肌氧供不足的表现，是 ECMO 辅助期间最常见、最容易发生的心律失常，持续时间过长的室性期前收缩对血流动力学有影响，需要通过药物治疗来处理。室上性心动过速、短暂性阵发性室性心动过速不仅是心肌病变的表现，而且对血流动力学影响严重，均需要立即终止 ECMO。暴发性心肌炎患者严重心律失常主要是由于严重心肌病毒性病变造成的，发生率较高，对药物不敏感，而且即使采用电复律后也很容易复发，此时唯一有效的方法就是在 ECMO 的有效辅助下等待心肌炎性病变的恢复。

（三）ST – T 的改变

ST – T 的改变反映冠状动脉血供及心肌病变情况，目前大多数心电监护仪可以清晰直观地观察到 ST – T 的改变及不同导联间的差别，而且可以间断性地计算心电图 ST 段抬高或压低的数值，为临床判断提供可靠依据。心脏疾患的 ECMO 患者心肌或冠状动脉均存在一定程度的病变或损伤，因此此类患者 ECMO 辅助期间 ST – T 的改变是很常见的，大多表现为 ST 段的压低和 T 波的倒置。ECMO 辅助期间，心脏功能不断恢复，ST – T 的改变会不断减少，直至恢复正常。

二、心脏射血分数监测及管理

心脏射血分数为搏出量占心脏舒张末期容积的百分比。正常成年人在安静状态下左心室舒张末期容积为 120 ~ 130 mL，搏出量为 60 ~ 80 mL，平均约 70 mL。心脏每次搏动，心室只射出心室腔内的一部分血液。射血分数反映心室泵血的效率，正常人在安静状态下，射血分数为 50% ~ 60%。

在临床实践中，射血分数比搏出量更有临床意义。例如，心室收缩功能减退而心室腔异常扩大时，其搏出量可能和正常人没有明显差别，但它占已经增大的心室舒张末期容积的百分比已不正常，射血分数明显下降，说明心室收缩功能明显减弱。

三、心排血量监测及管理

心排血量（cardiac output，CO）是反映心肌收缩力、前负荷、后负荷的重要血流动力学指标。在临床应用中判断心脏是高动力性还是低动力性，能够指导 ECMO 期间的正确处理。影响心排血量的因素包括患者的代谢率与需氧量、性别、体表面积、年龄和体位等。

低心排血量综合征（low cardiac output syndrome，LCOS）是心脏手术后患者考虑用 ECMO 循环支持的最常见原因之一。心脏手术后发生 LCOS 的病因是多因素的。由于一个或多个原因，术前心功能较好的患者也可发生 LCOS，这些原因包括长时间的体外循环、深低温停循环、对心脏进行复杂的外科手术修补和处理、严重的炎症反应、不适当的心肌保护或者经历外科手术修补后残留的解剖学缺陷等。

四、血压监测及管理

血压（blood pressure，BP）是指血管内的血液对于单位面积血管壁的侧压力。由于血管分动脉、毛细血管和静脉，所以，也就有动脉血压、毛细血管血压和静脉血压。通常所说的血压是指动脉血压。心室收缩，血液从心室流入动脉，此时血液对动脉的压力最高，称为收缩压（systolic blood pressure，SBP）。心室舒张，动脉血管弹性回缩，血液仍慢慢继续向前流动，但血压下降，此时的压力称为舒张压（diastolic blood pressure，DBP）。

凡能影响心排血量和血管外周阻力的因素都能影响动脉血压。每搏输出量的多少直接影响动脉血压。心排血量多，血压升高；心排血量少，血压下降。心排血量的多少决定于每搏输出量和心率，如每搏输出量不变而心率增加，则动脉血压明显上升，以舒张压升高为主，心排血量增加使舒张期缩短，舒张压也上升，脉压减小；如心率不变，只是每搏输出量增加，以收缩压升高为主，舒张压稍有增加，因而脉压加大。收缩压主要反映每搏输出量的多少。

血管外周阻力的改变对收缩压和舒张压都有影响，但对舒张压的影响更为明显。外周阻力减小使舒张压降低，脉压加大；外周阻力增加，动脉血流速减慢，舒张期末动脉存血加多，使舒张压升高，脉压减小。可见舒张压的高低可以反映外周阻力的大小。高血压病患者由于动脉硬化会使外周血管阻力过高，从而导致动脉血压特别是舒张压的显著升高。

ECMO 治疗中高血压是常见并发症。Sell 等报道，在应用 ECMO 治疗的 41 例新生儿中有 93% 出现高血压，44% 出现颅内出血（intracranial hemorrhage，ICH），17% 有明显的临床表现。在高血压患者中，17 例化验结果显示血浆肾素活性增高，其中 ICH 患者最高，提示肾脏的搏动血流下降，激活肾素 - 血管紧张素 - 醛固酮系统，导致后负荷、前负荷增加，继而引起高血压。用血管紧张素转化酶抑制剂（angiotensin converting enzyme inhibitor，ACEI）、硝酸甘油等舒张血管药控制血压，可将 ICH 发生率从 50% 降至 9%。Bertlett 等发现，31 例应用 ECMO 治疗的婴幼儿中，58% 出现高血压（收缩压 > 100 mmHg），但是高血压与肾素水平、晶体负荷、胶体负荷无相关性。无论肾素是否是导致高血压的因素，外周血管收缩后负荷增加至少是 ECMO 中高血压发生的因素，通常对血管舒张药反应较好。

引起高血压的其他原因包括血容量过多、应用外源性的正性肌力药物及镇静效果不充分。应用利尿药、停用升压药、保持适当的麻醉深度，均可降低高血压的发生率。无论什么原因，在新生儿 ECMO 治疗中高血压与 ICH 危险性增高与某些治疗方法有关。由于高流量 V - A ECMO 中搏动波幅下降，因此我们监测的是平均动脉压（mean arterial pressure，MAP）而不是收缩压，ICH 不仅与高血压有关，而且与高血压的持续时间也有关系。在新生儿中，MAP 在 60 mmHg 以上需要治疗，在 80 mmHg 以上则认为是危重情况。治疗包括加深麻醉、停用升压药、应用血管舒张药等。

五、心肌收缩力监测及管理

心肌收缩力是心肌纤维不依赖于前后负荷而改变其收缩强度（肌纤维缩短程度和产生张力大小）和速度（缩短速度和张力发展速度）的一种内在特性。在心率恒定情况下，心肌收缩力越大，即收缩强度越强，收缩速度越快，则搏出量愈多。心肌收缩力的大小与其结构特点和功能状态有关，经常锻炼者心肌比较发达，收缩力较强。在一定范围内，当静脉回流量增加时，心室充盈度增大，心肌初长增长，心肌收缩力就增强，搏出量增多。心肌纤维在收缩前的最初长度（前负荷）适当拉长，收缩时的力量增强，此规律称为施塔林（Starling）心脏定律。心肌收缩力受神经和体液调节。心交感神经、去甲肾上腺素、肾上腺素使之增强；迷走神经、乙酰胆碱使之减弱。

大量研究发现，左室射血分数或心排血量和缩短分数（LVFS）的降低常出现在 ECMO 中，尤其是第一个 24 h，而在 ECMO 结束时改善，这主要表现在无心肌缺血和心脏结构异常的患者中。V－A ECMO 中前负荷下降引起 LVEPI 降低，另外与辅助循环的程度和左室射血占整个心排血量的百分数也有关。Kimball 等发现，应用 ECMO 治疗持续性肺高压的 26 例婴幼儿中，心排血量和缩短分数均降低，然而，无论是后负荷（表现为左室收缩末期压力）还是心肌收缩性（用纤维缩短速度和管壁张力的相关性来表达）均无变化。用缩短分数和肌纤维收缩速度作为心肌收缩性能的指标，在ECMO开始和减流量恢复正常时收缩性均降低，用血管舒张药降低后负荷后，心脏功能的指标无改善。因此，V－A ECMO 中，心脏功能的多数改变由前负荷本身引起。V－A ECMO 的患者由于前负荷分流入辅助循环系统，左心室负荷明显减轻。Berdjis 等指出，当充盈量降低时，通过测量左室收缩对心脏功能的评价明显低估了真正的心室功能。当后负荷正常时，心肌收缩在辅助期间是正常的。通过对羊进行 ECMO 实验，以负荷不敏感指标评价心脏功能，证实缺血心脏安装 ECMO 后，收缩末压力－容积曲线向上、向左移位，相比之下，正常心脏在辅助后收缩力无改变。其他临床研究显示：心脏功能的变化受之前存在的酸中毒、低氧、正性肌力药物刺激、过度通气支持和压力的影响。另外，细胞内环境的纠正和正常化使 ECMO 支持开始可能会产生许多生理失调（再灌注损伤）。Karr 等发现在婴幼儿ECMO肺脏支持中，用负荷依赖和非依赖性指标监测对心脏功能的评价无差异。随后，在婴幼儿 V－V ECMO 和 V－A ECMO 撤除之前测定心脏功能，在肺功能正常、酸碱平衡纠正和氧气传输正常时，各指标均正常，提示心功能下降主要与 ECMO 支持开始时的生理紊乱有关。ECMO 辅助治疗初期（24 h 内）和减流量时，左室射血分数降低；当 ECMO 运行平稳或撤离时，后负荷和心肌收缩性均无变化。

六、冠状动脉灌注监测及管理

血液通过主动脉窦进入冠状动脉，经过毛细血管床后，大部分经冠状窦流入右心房，一小部分直接进入右心房，极小部分进入左心房及心室，心脏这种自身的血液循环过程称为冠状动脉循环。冠状动脉循环的血管包括冠状动脉、冠状窦和动静脉之间的毛细血管。

影响冠状动脉血流的因素相当复杂，主要有以下几个方面。

1. 灌注压的影响

冠状动脉起始部与静脉回流到右心房终末部的动、静脉压力差即灌注压，也即冠状动脉循环的流入端与流出端之间的压力差。灌注压增高，则冠状动脉血流量增多。灌注压主要受主动脉舒张压的影响，舒张压越低，舒张时间越短（心动过速），则冠状动脉灌注压越低，冠状动脉血流量越小。这就是低血压和心动过速减少冠状动脉血流的机制。

2. 血管阻力的影响

血管阻力由血液的黏滞性、血管的弹性和血管的直径等因素决定。血管口径的改变，在对血管阻力和冠状动脉血流的调节中起主要作用。如冠状动脉狭窄或痉挛使冠状动脉口径减小，冠状动脉血流量则相应减少。

3. 代谢及神经体液因素的影响

当冠状动脉供血不足或心肌耗氧量增加时，心肌缺氧的代谢产物（乳酸、二氧化碳等）可以直接刺激局部血管扩张，增加血流量。交感神经兴奋释放的肾上腺素和去甲肾上腺素，可以使冠状动脉舒张，增加血流量。正常心脏循环中，冠状动脉血流量在舒张期心室壁张力降低时最高，而在收缩期时降低。心室收缩时室壁张力增高，因此灌注冠状动脉的血液来自收缩末期主动脉根部。如果冠状动脉灌注的血液来自 ECMO 循环，则血液通过氧合器后进入升主动脉，取代了左心室射出的血流。几项研究证实，在部分 V – A ECMO 中，仅由左心室排出的少部分血液灌注冠状动脉，而不包括从辅助循环回来的血液。1975 年，Secker – Walker 等直接测定了在动物 V – A ECMO 中、呼吸机 FiO_2 为零时的冠状动脉饱和度，结果显示，在辅助循环流量 <85% 且无主动脉病变时，冠状动脉血流主要来源于自身左心室射血。Gerstmann 等也发现了相同的结果。Kinseila 等证实 84% ~99% 冠状动脉血流来自左心室射血。根据上述研究结果，许多医学中心给予患者一定程度的呼吸支持和氧合，在 ECMO 中（通常 FiO_2 为 40% ~60%）从肺静脉回来的血液再经过氧合即可充分保证冠状动脉灌注。

还有一些其他因素也可影响 ECMO 中的冠状动脉血流，如提高后负荷将使冠状动脉血流增加。在几例严重败血症导致血管扩张的患者中，舒张压低导致冠状动脉灌注压降低，尤其在左室壁张力较高时更明显。

左心室功能低下可通过超声检查和心电图进行评价。通过呼吸机提供足够的 FiO_2，减少潜在的心肌缺血，可尽量改善肺氧含量，继而改善冠状动脉血氧含量，最终改善左心室功能低下，也可考虑应用药物降低后负荷来实现这一目标。在心脏功能异常的病例中，ECMO 血流可提高到全流量，几乎所有静脉血均被引流出来，经氧合器、循环管道泵入主动脉，以避免心脏前负荷过大和较高的室壁张力。

在冠状动脉灌注中，V–V ECMO 优于 V–A ECMO。这是因为：第一，V–V ECMO 支持不提高左心室后负荷，事实上可能降低左心室后负荷，主要由于肺动脉血流中氧分压增高使肺血管阻力降低，肺血管阻力降低将降低右心室张力和产生纵隔移位，进而改善左心室功能，降低心肌需氧量。第二，冠状动脉灌注主要来自左心室射血，V–V ECMO 可使血液充分氧合。但是，对于严重心功能异常或潜在心脏病变的患者，V–V ECMO 不能提供心血管支持。

七、B 型钠尿肽监测及管理

B 型钠尿肽（BNP）是由心肌细胞合成的具有生物学活性的天然激素，主要在心室表达，同时也存在于脑组织中。当左心室功能不全时，由于心肌扩张，BNP 快速合成释放入血，有助于调节心脏功能。BNP 作为心衰定量标志物，不仅反映左心室收缩功能障碍情况，也反映左心室舒张功能障碍、瓣膜功能障碍和右心室功能障碍情况。在急性呼吸困难患者中有 30% ~ 40% 急诊医生难以确诊而影响预后，以 BNP 100 pg/mL 作为临界值的阴性预测值达到 90%，可以减少 74% 的临床不确定性。BNP 超过 400 pg/mL 提示患者存在心力衰竭的可能性达 95%；而 BNP 在 100 ~ 400 pg/mL 时可能由肺部疾病、右心衰竭、肺栓塞等情况引起。

BNP 监测的意义如下：①BNP 是心衰的定量标志物；②BNP 对于诊断心衰是高度准确的；③BNP 测试有助于改善患者的管理，减少总治疗费用；④BNP 水平有助于评估出院的安全性；⑤BNP 指导的治疗能提高慢性心衰的疗效；⑥BNP 水平，以及症状和体重增加，是确定临床失代偿的最好方法；⑦BNP 是急性冠状动脉综合征患者死亡的最强大预测物。

八、心脏泵血功能监测及管理

（一）心脏泵血功能的监测指标

1. 每搏输出量

每搏输出量又称搏出量，指一侧心室一次收缩射出的血量，约 70 mL。

2. 每分输出量

每分输出量指每分钟由一侧心室收缩射出的血量，约 5 000 mL/min。

3. 射血分数

射血分数指搏出量占心室舒张末期容积的百分比，为 50% ~ 60%。

4. 心指数

心指数指安静状态下空腹时每平方米体表面积的每分输出量，为 3.0 ~ 3.5 L/(min·m²)。

5. 每搏功和每分功

心室一次收缩所做的功，称为每搏功（搏功）。每搏功 =（射血期左心室内压 − 左心室舒张末期压）× 搏出量。每分功（分功）指心室每分钟做的功，分功 = 每搏功 × 心率。

（二）心脏泵血功能管理

心脏泵血活动受神经和体液因素的调节，还受自身因素的调节。心输出量 = 搏出量 × 心率（正常成人安静时心率为 60 ~ 100 次/min）。搏出量主要与心脏前负荷、心肌收缩力和心脏后负荷有关。

九、心功能超声监测及管理

近年来心功能的重要性得到越来越多的关注，心功能的分析对疾病预后评估有重要价值。超声心动图已广泛应用于评估心脏功能及结构，目前有多项超声新技术已逐渐用于心功能的临床研究，如组织多普勒成像、斑点追踪技术、实时三维超声心动图等。超声心动图因其无创、方便、快捷等优点，作为常用的心脏功能的评价技术，得到了广泛应用。每日定时进行床旁超声心动图监测，可了解心脏畸形矫正情况和心脏功能恢复情况，为下一步的治疗提供依据。

ECMO 心脏超声检查依探查途径划分有以下三种：①经胸超声心电图技术（TTE）；②经食管超声心电图技术（TEE）；③经心血管外膜超声技术（EE）。

十、右心功能监测及管理

ECMO 植入前的患者，一般以左心衰竭为治疗重点。在安装 ECMO 之后，左心功能有所恢复，但右心功能往往被忽视，一旦出现严重右心衰竭，常很难纠正。术后应严密观察中心静脉压的变化，维护和改善右心功能，防止右心衰竭的发生，这对于人工心脏辅助的成功具有重要意义。如发现中心静脉压升高，其处理措施除加大辅助流量、减少体循环血量以外，还应严格控制液体输入量，避免右心超负荷引起右心衰竭。

第二节　肺功能的监测及管理

一、肺功能的监测

（一）基础指标监测

1. 传统参数（血压、心率、尿量）

首先应根据机体的整体状况来衡量氧代谢的状况：一般来说，患者安静、精神佳、面色红润、呼吸均匀且快慢适中、气道通畅、血压和心率正常、脉搏有力、肢体温暖、甲床充盈时间 < 5 s、尿量充裕等，可认为灌注充分，氧代谢正常。然而很多患者，他们处于代偿性休克（组织灌注不足，但血压、心率、尿量处于正常）状态，因为血流分配不均而出现生命体征正常，但组织灌注不足，此时，应用以上参数就不全面。

2. 脉搏氧饱和度

脉搏氧饱和度（SpO_2）监测是一种无创性连续监测 SaO_2 的方法，将监测器置于患者的手指、脚趾、耳垂或前额处根据氧合血红蛋白和血氧血红蛋白在红光和红外光场下有不同的吸收光谱的特性，获取血氧饱和度数值。SpO_2 的正常值为 > 95% 。

SpO_2 监测可用于评估患者对呼吸机治疗、吸痰和撤呼吸机等的反应。但一些病例变化会影响 SaO_2 与动脉血氧分压之间的相关性，从而影响临床情况的判断。其中主要的影响因素包括氧合血红蛋白变化、碳氧血红蛋白和甲基血红蛋白量、贫血、高胆红素血症、静脉内颜料、指甲颜色、环境光、传感器位置、患者活动、监测部位循环状况等。

3. SvO_2

SvO_2 反映血液灌注组织之后的含氧，正常值范围：75% ±10%。在典型情况下，如果组织灌注不足则 SvO_2 下降（因为氧摄取增加），高灌注则 SvO_2 升高。SvO_2 过高（>90%），在败血症、肝移植后、细胞中毒、低温及泻药使用过量等情况下，说明患者有潜在的氧供不足存在。SvO_2 降低见于心排血量下降导致的血循环量不足、周围循环衰竭、败血症、心源性休克、甲状腺功能亢进、贫血及变性血红蛋白症、肺部疾患等各种原因导致的氧合功能降低者。SvO_2 <60%时，通常提示组织耗氧增加或心肺功能不佳。

（二）氧代谢监测

1. **氧供**

（1）ECMO 动脉血氧分压：氧合器出口端的动脉血标本可以作为判定氧合器氧合能力的重要指标，尽管 ECMO 系统动脉通路有对氧饱和度的监测，仍然需要定期对氧合器氧合性能进行评判。ECMO 动脉血氧分压通常在200 mmHg 以上，通过调节氧浓度的高低可以灵活调整 PaO_2，结合 ECMO 辅助流量的大小和患者自身肺氧合能力及 ECMO 期间患者氧耗情况的评估，可以判断 ECMO 期间氧供的充足与否。

（2）有创动脉血氧分压：ECMO 期间有创动脉血氧分压反映患者机体综合的氧供水平，既有 ECMO 的功劳，又有自身肺工作的付出。ECMO 的首要目的就是为心肺减负，同时为重要脏器供应含氧丰富的动脉血，因此，在不同 ECMO 辅助患者中，由于动脉插管位置的不同可能导致机体不同部位氧供存在差异，为了达到良好心肺辅助功能，使心脏、肺脏迅速恢复，有必要保证心肺血供的有效性及氧供的可靠性。ECMO 期间，机体动脉血的氧分压维持正常生理水平即可，通常在 100 mmHg 以上。

2. **氧耗**

（1）静脉血氧饱和度：由于 ECMO 类型的差异及静脉引流插管的位置

不同，SvO_2 的判定意义也发生了改变。在 V - V ECMO 中，由于存在一定的动静脉无效循环，尤其在婴幼儿双腔插管 ECMO 中，SvO_2 可能偏高，在机体氧耗方面的判定需要综合考虑。

（2）脑氧饱和度：随着技术的不断成熟及临床经验的不断完善，利用近红外光谱（NIRS）监测脑氧饱和度正在危重患者脑氧供、氧耗监测中发挥指导作用。在临床监测中更加关注的是同一位患者在整个监测过程中脑氧饱和度的变化过程，以脑氧饱和度变化超过基础值的 25% 作为有氧供异常的界限。

（3）乳酸：临床工作中，血浆乳酸浓度超过 4 mmol/L 称为高乳酸血症。ECMO 治疗前由于组织缺氧可能导致机体乳酸增加，有研究报道 ECMO 治疗前动脉血乳酸水平与 ECMO 治疗预后生存率呈负相关，乳酸浓度越高，生存率越低。ECMO 期间，随着循环呼吸功能的不断改善，乳酸水平将逐渐下降。在 ECMO 辅助过程中乳酸持续上升的现象需要格外注意，在排除高血糖导致的高乳酸情况下，往往提示循环状态恶化、组织微循环灌注不足，需要及时寻找原因并研究对策。

（三）动脉血气监测

1. 动脉血氧分压（PaO_2）

一般认为在不需要辅助呼吸时，$SaO_2 \geq 90\%$，$PaO_2 \geq 60$ mmHg，$PvO_2 = 35 \sim 45$ mmHg，即认为全身氧供应充足，代谢正常。在吸氧条件下，最好用氧合指数评价，正常条件下氧合指数值应该 ≥ 300 mmHg。如果氧合指数 ≤ 300 mmHg 时，就要考虑有无氧气交换障碍的可能，若 ≤ 200 mmHg 就应考虑 ARDS 的可能性。

ECMO 期间的动脉血氧分压需要从两个方面去综合评估：一方面是 ECMO 氧合能力，直接取决于 ECMO 氧合器的氧合及通气性能。另一方面是 ECMO 与自身肺氧合血的氧分压水平，反映患者体内有效循环动脉血的氧分压，其监测结果受自身肺氧合能力、ECMO 氧合器性能及 ECMO 动脉插管位置及相对流量多少的影响。例如，通过成人股动、静脉建立的 V - A ECMO，由于股动脉血液的逆行灌注与心脏射血所致的顺行灌注在主动脉弓部位形成对抗，即自身氧合血与 ECMO 动脉氧合血在动脉弓水平发生混合，如果左心射血比例高，那么头臂血管及冠状动脉循环的血供主要依赖自身氧合血供应；如果心脏自身搏动射血较低，ECMO 辅助流量高，则 ECMO 氧合血在头臂动脉供血中将占主要地位。因此，在从患者体内采血测定氧分压时，需要考虑采样标本的位置，综合 ECMO 流量及患者自身肺功能情况，判断全身氧供情况及重要脏器功能恢复情况。

2. 动脉血二氧化碳分压（$PaCO_2$）

$PaCO_2$ 是指物理溶解在血液中的二氧化碳分子产生的张力，正常值为 $35 \sim 45$ mmHg。$PaCO_2$ 由肺调节，通气不足时 $PaCO_2$ 升高，出现呼吸性酸中毒；通气过度时 $PaCO_2$ 降低，出现呼吸性碱中毒。

二氧化碳分压（PCO_2）反映气体排出情况。由于 CO_2 的气体弥散系数是 O_2 的 24 倍，因此在氧供正常的情况下很少发生 CO_2 蓄积，而且通过 ECMO 系统气体通气量即可灵活调整 PCO_2 的高低；需要强调的是在某些特殊情况（脑氧供异常、颈动脉狭窄、脑氧耗增加等）下，可以通过 pH 稳态管理血气，维持相对较高的 CO_2 分压，来增加脑局部血液的供应。静脉氧分压通常高出动脉氧分压 $5 \sim 10$ mmHg，在采样及调整通气量时需要注意，而且静脉 PCO_2 水平在一定程度上可以反映组织氧耗情况，但实际具体氧耗仍然需要结合其他代谢指标来衡量。

（四）肺通气功能监测

1. 潮气量

潮气量（tidal volume，VT）是指安静呼吸时每次吸入或呼出的气量，正常成人 VT 平均为 500 mL，或成人 $8 \sim 10$ mL/kg，小儿 $6 \sim 10$ mL/kg。VT 增加见于呼吸中枢神经病变、酸中毒等；潮气量减少见于呼吸肌无力、肺部感染、肺纤维化、肺水肿、血气胸等。

2. 每分通气量和肺泡通气量

每分通气量（minute ventilation volume，MV）是指静息状态下每分钟吸入或呼出的气体量。MV = VT × 呼吸频率。肺泡通气量（alveolar ventilation，VA）是进入肺泡参与气体交换的气量，真正有效的气体交换应以肺泡通气量为准。肺泡通气量不足出现低氧血症和高碳酸血症，肺泡通气量过多出现呼吸性碱中毒。

3. 气道阻力

气道阻力是指气道内单位流量所产生的压力差，正常为 $1 \sim 3$ cmH$_2$O/(L·s)

（1 cmH$_2$O = 100 Pa），通过气道阻力可以了解气道功能的变化情况，评估人工气道、加热湿化器和细菌滤网等对气道阻力的影响，评估支气管扩张药的疗效和协同制定机械通气策略。

4. 气道压力

气道压力正常人为 12 ~ 20 cmH$_2$O。气道压力受潮气量、气道阻力和吸入气流速度的影响。增大潮气量，加快呼吸频率和吸入气流速度，以及使用呼气末正压通气（PEEP）时均使平均气道压力升高。监测气道压力变化可以及时了解潮气量、气道阻力和胸肺顺应性的变化。如果停止 ECMO，即使只有 1 ~ 2 min，将会发生严重的低氧血症和心脏停搏。因此，在 ECMO 停止的情况下，必须连接并使用备用的通气设备。一般情况下，备用通气设备使用 100% 的氧气，气道峰压为 40 cmH$_2$O，呼气末正压为 10 cmH$_2$O，呼吸频率为 20 ~ 30 次/min。然而，如果肺完全实变，无论多少气体进入气道都不能充分恢复维持正常生命所需的肺容积，必须注意避免发生这一可能的并发症。为了防止肺泡塌陷，肺实变进一步加重，平均气道压力应维持在 10 ~ 20 cmH$_2$O。

（五）肺换气功能监测

肺换气是指肺泡与肺毛细血管血液之间通过呼吸膜以弥散的方式进行气体交换的过程。正常的肺换气功能有赖于空气通过肺泡膜的有效弥散、充足的肺泡通气量和肺血流及两者之间恰当的比例，以及呼吸膜两侧的气体分压差。肺换气障碍是造成低氧血症的常见原因。

1. 肺弥散量（diffusing capacity）

气体在 1 mmHg 分压差下，每分钟经肺泡膜弥散的容量，反应肺换气的效率，正常值为 188 mL/(min·kPa)。常以一次呼吸法测定 CO 的弥散量（DL$_{CO}$）。DL$_{CO}$ 受体表面积、体位、PaO$_2$ 等因素的影响。

2. 氧合指数（PaO$_2$/FiO$_2$）

氧合指数正常值为 400 ~ 500 mmHg，当弥散功能正常时，PaO$_2$ 随 FiO$_2$ 升高相应地升高。若 PaO$_2$ 下降，FiO$_2$ 升高，除提示患者有一定程度肺弥散障碍外，主要揭示患者可能存在不同程度的肺内分流所致的低氧血症。如果 PaO$_2$ 明显下降，加大吸入气体中氧浓度无助于进一步提高 PaO$_2$，氧合指数小于 300 mmHg，则提示患者存在急性肺损伤、肺呼吸功能障碍。ARDS 时患者氧合指数低于 200 mmHg。

二、肺功能的管理

(一) ECMO 初期的肺功能管理

ECMO 开始时应严密监测氧合器的氧合性能。要严密观察 SvO_2 和动、静脉管道内的血液颜色，判断氧合器的工作情况。ECMO 建立早期的管理目标为在最短的时间内达到充足的氧合，不同的患者达到充足氧合的时间长短也不同，氧合时间同时还受 ECMO 早期氧合及循环状态的影响。因此在 ECMO 管理早期需要全面判定并制订不同的个体治疗方案，尽早步入 ECMO 支持的恢复期。

(二) ECMO 中期的肺功能管理

ECMO 中期应充分发挥 ECMO 的心肺辅助作用，通过提高肺泡氧分压，降低肺血管阻力，维持低压低频率呼吸治疗，使肺得到充分休息。尽量不用正性肌力药物和血管活性药物，减少心脏做功。ECMO 期间氧供和氧耗的平衡是维持这一阶段内环境稳定的关键环节。氧供反映氧合器氧合功能，氧耗反映组织有氧代谢的情况。氧供明显不足时，机体氧耗量下降，无氧代谢加强，出现低血压、代谢性酸中毒，此时应立即更换氧合器。

在 ECMO 期间通过调节气体流量和氧气浓度，保持氧合后 $PaO_2 \leqslant$ 200 mmHg，$SaO_2 \geqslant 99\%$，$PaCO_2$ 维持在 35 ~ 50 mmHg，SvO_2 维持在 70% 左右，氧气浓度一般不应低于 50%，与 ICU 医生协商调整 FiO_2 及呼吸次数等呼吸机参数。对于 V - V ECMO，由于再循环的原因，SaO_2 维持在 85% ~ 95%，PaO_2 维持在 60 ~ 80 mmHg 即可。ECMO 开始的 8 h 内，每小时进行 1 次动脉血气监测，一旦病情稳定，可以适当延长间隔时间。

第三节 凝血功能的监测及管理

ECMO 治疗期间，出血或栓塞等凝血系统相关并发症仍然是影响致病率及死亡率的主要因素之一。适当的抗凝至关重要，贯穿整个 ECMO 的始末，是 ECMO 治疗面临的一大难题。

一、凝血功能的监测

（一）凝血参数监测

1. 血小板

血小板计数正常值为（100～300）×10^9/L。ECMO 支持期间适当使用前列环素类药物，保护血小板，可减少术后出血及输血，防止血栓形成；同时，此期间血小板消耗严重，对此应每 24 h 检测 APTT 和血小板计数，及时补充新鲜血浆和血小板，使血小板水平维持在 50×10^9/L 以上，低于该水平时应及时补充。ECMO 支持过程中血小板计数会进行性下降，其原因如下。

（1）ECMO 过程中预充、出血等可导致血液稀释。

（2）血小板与生物材料接触被激活，底物释放，引起更多的血小板聚集、释放反应，消耗大量血小板。同时，凝血系统激活产生血栓，也促进血小板的激活，从而导致血小板数量减少。

（3）氧合器、管道表面的生物材料虽然进行了生物涂层，但仍不可避免具有生物非相容性。

（4）在支持过程中，血液在管道中的血流非生物切应力造成血小板机械性破坏，从而导致血小板数量减少。

（5）ECMO 过程中由于氧合的需要，一般吸入较高浓度的氧，导致氧化应激反应，产生过氧化氢等物质，可造成血小板的激活和损害，最后导致其数量减少。

2. ACT

ECMO 期间需全身肝素化，通过持续输注维持其血药浓度。抗凝不足，整个系统有血栓形成的风险，抗凝过度又会引发致命性出血，故而维持适度的抗凝状态尤为重要。最常用的抗凝剂为肝素，ACT 监测反映全血中各个凝血因子及血小板凝血状态的综合程度，作为常规简单而且成熟的抗凝监测手段，ACT 可快速、有效获得肝素抗凝结果。但肝素抗凝效果差异性很大，不同的患者对肝素敏感性及代谢变化很大，ACT 的生理值一般在 60～140 s，

ECMO 期间 ACT 维持在 150 ~ 200 s。早期 ACT 每间隔 1 h 测一次，ACT 稳定后可间隔 2 ~ 3 h 测一次。需要强调的是，对于 ECMO 期间发生严重出血并发症的患者，其抗凝监测不能仅仅满足于单纯的 ACT 监测。ECMO 过程中一般维持 ACT 在 180 s 左右（1.5 倍正常值），但 ACT 监测仪的稳定性及患者对抗凝的个体差异常使不同患者 ACT 安全范围变化较大，应根据 ACT 时间随时调整肝素的泵入速度。在抗凝不足时，应从小剂量开始追加肝素，追加量应视 ACT 监测结果决定。

3. APTT

APTT 反映凝血因子 I、II、V、VIII、IX、X、XI 和 XII 的活性，正常值 < 31 s。它检测内源性凝血通路和共同通路，对是否补充凝血因子有指导意义。由于 APTT 对小剂量肝素比较敏感，对判定肝素反跳可能有较大帮助。

4. 凝血酶时间（TT）

将标准化凝血酶液加入受检血浆，观察血浆凝固所需时间，即 TT。TT 的正常值为 16 ~ 18 s。超过正常值 3 s 以上，提示血液含肝素或类肝素物质，纤维蛋白原减少或纤维蛋白降解产物（FDP）的抗凝活性增高。

5. 凝血酶原时间（PT）、纤维蛋白原

二者每 12 h 监测 1 次。为了避免出血，应保持 PT < 15 s，纤维蛋白原 > 1.5 g/L。

6. 其他实验室检查

对于无法控制的出血需要一些特殊的实验室检测，如 D - 二聚体、抗凝血酶 III（AT III）、肝素水平 FDP 及肝素诱导血小板减少的相关检测，甚至需要血液学专家的参与共同判定出血原因。

（二）肝素抗凝监测

1. 常规抗凝监测

肝素抗凝不足时，可导致血液凝固、凝血因子消耗过多、纤溶增加和血小板破坏；而抗凝过度，易使凝血机制紊乱，发生颅内出血，并可导致术后出血增加。因此，要高度重视肝素在 ECMO 中的应用。非体外循环心脏手术后的患者，ECMO 插管前首次给予肝素剂量 100 u/kg，ECMO 运转平稳后，用鱼精蛋白中和至 ACT 150 ~ 200 s，然后持续微量输注肝素维持。一般肝素输注的速度为 25 ~ 100 u/(kg·h)。早期 ACT 每间隔 1 h 测 1 次，ACT 稳定后可间隔 2 ~ 3 h 测一次。体外循环心脏术后即刻建立 ECMO 的抗凝。调整肝素剂量时要参考具体情况（病种、温度、流量等）而定。在输注血小板或尿量较多时，低流量、泵低转速时，应加大肝素的剂量；在肾功能不全或凝血功能低下时，则应降低肝素用量。在肝素用量极低的情况下，若 ACT 仍然超出 200 s 以上，原则上不主张撤除肝素，此时应考虑其他导致 ACT 延长的原因，如感染、肝素诱导血小板减少症（HIT）、弥散性血管内凝血（DIC）等。ECMO 期间肝素剂量的维持一定要用微量泵精确注入，禁止静脉滴注，否则 ACT 难以控制在有效范围内。

2. 心脏术后抗凝监测

对于心脏术后直接经 CPB 转为 ECMO 辅助的患者，由于术中肝素全量抗凝及长时间 CPB 对血液抗凝的影响，在 ECMO 早期主要根据术野创面出血量的多少来判定患者当时的凝血功能，如果出血量多，即使 ACT 时间偏低，只要 ECMO 辅助流量充足，即可不用抗凝；伴随出血量的逐渐减少，可以适当使用肝素以维持 ACT 在 140 ~ 180 s。非心脏手术的 ECMO 患者，在确保插管口创面无活动性出血的情况下，可以在早期即采用肝素抗凝来维持 ACT 在 200 s 左右，达到正常凝血状态下的有效抗凝。

3. 抗凝失败的原因

抗凝不足时，在确保肝素输注通路通畅的情况下，一般加大肝素剂量即可纠正。追加肝素后，若 ACT 仍无明显延长，应考虑以下几个方面。

（1）肝素配制时间过长，效价降低，应重新配制。

（2）血中 AT Ⅲ 降低，应补充新鲜血浆。

（3）血小板计数增高、活性增强，释放促凝物质如血栓素 A_2（TXA_2）、β 血小板球蛋白（β-TG）和血小板第 4 因子（PF_4）从而减弱肝素效价。

（4）PF_4 增高，通过丝氨酸蛋白酶激活内源性凝血系统。

（5）纤溶活性降低，部分抵消肝素抗凝作用。

（6）抗丝氨酸蛋白酶作用强的 d-2-E 球蛋白、d-抗胰蛋白酶减少，凝血因子 Ⅹa、Ⅺa、Ⅸa 反应相应活跃。

（7）体内网状内皮系统和肝脏产生肝素减少，肝素活性降低。

（8）凝血活动增强，可考虑改换肝素剂型，补充 AT Ⅲ，合用低分子量肝素（LMWH）及血小板抑制剂。

二、凝血功能的管理

出血是 ECMO 期间面临的最大挑战，特别是经历了长时间体外循环的患者，难以控制的出血是 ECMO 的并发症，往往也是被迫终止 ECMO 的主要原因之一。常见的出血原因有：①肝素剂量过大；②血小板功能低下；③血小板数量减少；④凝血因子缺乏；⑤鱼精蛋白过量；⑥纤维蛋白溶解亢进；⑦DIC；⑧先天性或获得性凝血功能紊乱；⑨肝素诱导的凝血障碍。

ECMO 过程中出血时应积极查找原因，及时明确是外科性出血，还是由于凝血因子减少或血小板数量下降导致的出血，根据不同的原因分而处之。认为 ECMO 期间出血并不是什么大问题的想法是错误的：根据 ELSO 统计的结果，ECMO 建立时全身抗凝是导致 ECMO 出血并发症的主要原因，但是严重的出血也并不常见，控制严重出血的主要原则就是预防。要高度重视对严重出血的预防，避免患者在 ECMO 辅助时出现任何遗漏。

（一）尽量避免创伤性干预

ECMO 前创伤手术部位的出血是此类患者经常发生的相关并发症。例如，ECMO 前手术、动静脉（尤其是股动、静脉位置）穿刺、胸腔引流、腰椎穿刺或胸膜腔穿刺、鼻饲置管、气管插管及导尿管置管等操作均为创伤性干预，均有可能导致 ECMO 期间出血的发生。通常在 ECMO 前应对所有侵入性操作部位进行详细检查和评估，是预防 ECMO 患者出血的首要原则。在 ECMO 期间任何有可能发生的创伤性操作均需要认真计划和安排，需要与治疗小组讨论是否存在其他替代方法。如果适应证威胁到患者病情的稳定，那么这种创伤性治疗就有必要执行，但在治疗前必须首先增加促进凝血的因素（增加血小板、纤维蛋白原和血小板数量至正常），而后由具有丰富临床经验的医生来完成此类有创干预。

（二）及时评估凝血功能

通常血红蛋白下降的程度比常规可见出血所预期的程度更严重，心率加快、血压下降、尿量减少等均支持不可见出血的诊断。另外，神经系统方面检查的改变、癫痫发作、心脏压塞症状的出现或进行性腹部膨隆，均提示相关部位出血的可能性。通常在此类情况发生时及时行头颅、胸腔或腹部超声或胸腹部 X 线及 CT 等检查。

（三）逐步处理出血

1. 压迫止血

在各类患者中压迫止血的成功比例均比较高，而且方法简单易行，对于 ECMO 期间出血的处理，压迫止血为首选。通常需要根据出血部位采取个性化压迫，较长时间的局部压迫值得推荐，对于较小的出血或静脉出血点，这种方法最为有效。局部加压包扎可缓解动脉高压区的活动性出血，同时局部可以用 1~5 kg 的加压袋压迫。

2. 药物治疗

临床有许多控制出血的药物可以应用，但每种止血药的应用均需要仔细评估。通常根据出血量的多少首先调整肝素用量，ECMO 期间少量出血，可以通过减少肝素用量维持 ACT 在 150~200 s；出血量较明显时，ACT 可以缩短至 130~160 s。而后可以配合抗纤溶药物、血小板保护性药物、维生素 K、血小板胶等止血药物或材料。

3. 外科止血

当压迫止血和药物控制无效或外科性出血发生时，应该采取外科干预。大多数情况下需要对置管部位重新检查判定，并对小的出血及创面渗出行结扎缝合。

4. 选择更换系统或终止 ECMO 辅助

极少数情况下，凝血功能障碍可能发展到采取干预治疗仍会产生更坏结果的地步，这种现象通常出现在 ECMO 系统发生广泛性凝血的情况下。通常表现为血小板大量消耗，血小板数量大幅下降，即使补充外源性血小板也无法改变其下降的趋势；降低肝素用量的情况下 ACT 仍逐渐延长；ECMO 系统中可见明确的血栓形成等迹象。此时 ECMO 系统需要立即更换。在一些少数情况下，多种止血干预措施均无效果时，将不得不终止 ECMO 支持，通常不应该轻易做这样的决定，因为患者很可能在撤离 ECMO 后无法存活。

第四节 水、电解质和酸碱平衡的监测及管理

一、水、电解质的监测及管理

人体内含有大量的液体，称为体液。人的新陈代谢是在体液环境中进行的，体液的含量因个体的年龄、性别和胖瘦而异。体液由水和溶解于其中的溶质组成，广泛分布于组织细胞内外。存在于细胞内的为细胞内液，存在于细胞外的为细胞外液。人体内的细胞外液，构成了体内细胞生活的液体环境，称为人体内环境。为了保证新陈代谢的正常进行和各种生理功能的发挥，维持内环境相对稳定是必需的。

重要离子（K^+、Na^+、Ca^{2+}、Mg^{2+}）浓度的相对稳定是心、肝、肾功能正常的体现，由于心脏对重要离子的敏感性，尤其是 K^+ 的浓度高低将影响心脏的自律性及传导性，在 ECMO 期间维持 K^+ 的正常范围对于不同病种的患者具有重要意义。小儿及儿童心脏对 K^+ 的敏感性没有成人患者那么高，因此小儿 ECMO 期间的 K^+ 可维持在正常低水平，相反，成人风湿性心脏病患者 ECMO 期间的 K^+ 应维持在相对较高水平。Na^+ 作为维持血浆晶体渗透压的首要成分，在调节细胞内外水平衡方面发挥巨大作用；维持血浆 Na^+ 浓度的正常，在保护重要脏器及组织细胞功能恢复方面具有重要意义；ECMO 患者有可能发生低钠性水肿、高钠性脱水，并且此类情况的发生更容易造成严重的并发症。Ca^{2+} 参与体内许多重要的生理及生化反应，尤其在维持血管张力及心脏兴奋收缩耦联方面起重要作用，在心脏术后及小儿 ECMO 中更显突出，维持血浆 Ca^{2+} 水平在 $1.2 \sim 1.5$ mmol/L 对于 ECMO 患者是有益处的。Mg^{2+} 浓度在近几年来逐渐得到了临床重视，许多血气检测结果中均可获得 Mg^{2+} 的浓度，维持其正常水平可以更有效地辅助 K^+、Ca^{2+} 功能的发挥，同时保障细胞正常新陈代谢的进行。

（一）钠离子的监测及管理

1. 低钠血症

（1）低容量性低钠血症：低容量性低钠血症又称低渗性脱水。特点：

失钠多于失水，血清 Na^+ 浓度 < 130 mmol/L，血浆渗透压 < 280 mOsm/L 及细胞外液显著减少，细胞内液稍增多。除了积极防治原发疾病、避免不适当的医疗措施以外，原则上应补充等渗或高渗盐水以恢复细胞外液容量和渗透压，以补盐为主，先盐后糖。

（2）高容量性低钠血症：高容量性低钠血症又称水中毒。当给抗利尿激素（ADH）分泌过多或肾脏排水功能低下的患者输入过多的水分时，则可引起水在体内潴留，并伴有包括低钠血症在内的一系列症状和体征。特点：稀释性低钠血症，血清 Na^+ < 130 mmol/L，血浆渗透压 < 280 mOsm/L，同时细胞内液和细胞外液均增多。

高容量性低钠血症的治疗：应治疗原发病；严格控制进水量，轻症患者在暂停给水后即可自行恢复；促进体内水分排出，减轻脑细胞水肿。对急性重症水中毒患者，应立即静脉输入甘露醇、山梨醇等渗透性利尿剂或呋塞米等强利尿剂，也可给 3% ~ 5% 氯化钠溶液，迅速缓解体液的低渗状态，但需密切注意心脏功能，因 Na^+ 过多可使细胞外液容量增大而加重心脏负荷；通过 CRRT 可有效迅速地排出体内多余的水分。

（3）等容量性低钠血症：等容量性低钠血症特点是血钠下降，血清 Na^+ < 130 mmol/L，血浆渗透压 < 280 mOsm/L。

等容量性低钠血症的治疗：应防治原发疾病；轻症患者，可限制水的摄入；重度患者出现抽搐、昏迷时，应对症处理，同时用高效利尿剂促使 Na^+、水的排出，以减少细胞外液容量，然后用高渗盐水补充血清 Na^+，恢复血钠水平和细胞内外液体的平衡。

2. 高钠血症

（1）低容量性高钠血症：低容量性高钠血症又称高渗性脱水。特点：失水多于失钠，血清 Na^+ > 150 mmol/L，血浆渗透压 > 310 mOsm/L，细胞内、外液均减少，细胞内液减少更明显。治疗应防治原发疾病，解除病因。高渗性脱水时因血钠浓度高，所以应以补糖为主，先糖后盐。临床上常给予 5% 葡萄糖溶液，高钠血症严重者可静脉注射 2.5% 或 3.0% 葡萄糖溶液。

（2）高容量性高钠血症：高容量性高钠血症的特点为血容量和血钠均升高。首先应防治原发疾病，解除病因。肾功能正常者可用强效利尿剂，以除去过量的钠。肾功能低下者或对利尿剂反应差者，或血清 Na^+ > 200 mmol/L 患者，可进行 CRRT，但需连续监测血浆电解质水平，以免透析过度。

3. 正常血钠性水增多

正常血钠性水增多又称水肿，是指过多的液体在组织间隙或体腔中积聚的病理过程。患有呼吸功能衰竭和急性肾衰竭的患者通常死亡率较高。对于行 ECMO 支持的患者而言，肾脏对流量的高低也极为敏感。在 ECMO 开始阶段，患者通常会有继发于容量丢失或血容量重新分配引起的低血压、组织灌注减少或血容量减少。

ECMO 患者由于心肺功能多有损伤，常处于非生理状态下，因而水、电解质代谢紊乱发生的概率较高，并且也有其特殊性。ECMO 初期，大多数患者体重、细胞外液和整个体液量都会增加，多由血液暴露在人工材料表面引起炎性介质激活所致。

对于行 ECMO 支持治疗的患者，除了通过氧合器丢失的非显性失水以外，不经胃肠道的液体需要与其他危重患者并无明显不同。由氧合器丢失的非显性失水确切的量是未知的。

(二) 钾离子的监测及管理

1. 低钾血症

血清 K^+ 浓度低于 3.5 mmol/L 称为低钾血症。除体内 K^+ 分布异常外，血清 K^+ 浓度减少，同时有机体总 K^+ 含量缺乏。

低钾血症的诊断应以血清检查为标准，并结合病史和心电图的表现。对长期因心力衰竭而服用排钾利尿剂的患者，ECMO 治疗时应密切注意血钾的变化。ECMO 治疗时经重复检测确定低钾时，可根据参考公式补钾：补钾量 = 0.3 × 患者体重（kg）×（预纠正 K^+ – 实际 K^+）。若补钾效果不明显，应考虑是否 Mg^{2+} 缺乏，因为 Mg^{2+} 是体内众多酶的辅因子，包括 Na^+ – K^+ – ATP 酶，因此机体缺 Mg^{2+} 会严重影响 K^+ 的转移。ECMO 中补钾速度和普通体外循环补钾有很大的不同，因 ECMO 无回流室，不能依次加入大量高浓度的 K^+，仍需遵循慢速（每小时滴入量以 10~20 mmol 为宜）、低浓度（输入液 K^+ 浓度不得超过 40 mmol/L）的原则。由于 ECMO 患者可方便使用超滤器，故在无尿或少尿时，仍可补钾，且每天的补钾量可较大。

2. 高钾血症

血清 K^+ 浓度高于 5.5 mmol/L 称为高钾血症。

假性高钾的预防：应用一次性注射器抽血标本，检测时间应快，抽血标本应注意和补钾相隔一段时间。高钾血症的预防：ECMO 中如需输注大量血液，应尽量使用新鲜血液；ECMO 中应保持酸碱平衡的稳定。降低血钾的方法：①使 K^+ 向细胞内转移。同时静脉注射葡萄糖和胰岛素使 K^+ 向细胞内转移；应用碳酸氢钠可以提高血液 pH 值而促进 K^+ 进入细胞内，Na^+ 还能拮抗 K^+ 对心肌的毒性作用。②使 K^+ 排出体外。阳离子交换树脂聚磺苯乙烯经口服或灌肠后，能在胃肠道内进行 Na^+、K^+ 交换，而促进体内钾的排出。对于严重高钾血症患者，可用腹膜透析或血液透析（人工肾）移出体内过多的 K^+。③注射钙剂和钠盐。可静脉注射钙剂和钠盐以改善心肌电生理特性。

（三）镁离子的监测及管理

1. 低镁血症

低镁血症临床表现似低钙，但血钙不低或用钙盐治疗无效。血 K^+ 浓度低于 0.7 mmol/L，以及 24 h 尿 K^+ 排出少于 1 mmol/h，要考虑低镁诊断。可经静脉或口服补镁。对长期禁食或胃肠减压患者，每日补充镁盐 1 g，即可预防发生低镁血症。由于镁可使外周小动脉血管等扩张，使体循环阻力降低，引起一过性低血压，因此在补镁时要密切注意患者血压水平。

2. 高镁血症

镁过多较少见，高镁血症常见于尿毒症，可应用血液透析来治疗。ECMO过程中除补充镁过多导致的高镁血症外，长时间联合 CRRT 的患者，要注意透析液中的镁过多在体内聚集而产生高镁。

（四）钙离子的监测及管理

1. 低钙血症

血清蛋白浓度正常，血清 Ca^{2+} 低于 2.2 mmol/L 时称为低钙血症。酸中毒或低蛋白血症时仅有蛋白结合钙降低；碱中毒或高蛋白血症时，Ca^{2+} 虽降低，但蛋白结合钙增高，故血清钙仍可正常。

在诊断低钙血症时，应以血清中 Ca^{2+} 浓度为标准。不同患者在 ECMO 中低钙的原因和处理方法有所不同。对于输入库血或新鲜冰冻血浆（FFP）的患者，因枸橼酸和 Ca^{2+} 结合，血浆 Ca^{2+} 明显减少；另外婴幼儿钙代谢调节机制不健全，易产生低钙所致的低血压，对这些患儿应积极补钙，具体为每 200 mL 枸橼酸库血补钙 0.5 g。

血液稀释量很大的患者应注意蛋白的补充，一方面可增大血浆胶体渗透压，另一方面可增加蛋白结合钙对 Ca^{2+} 的缓冲。在 ECMO 中，还应注意过度通气或大量碱性液体的输入所致的碱中毒。这对预防 Ca^{2+} 浓度的降低有积极意义。

2. 高钙血症

血清蛋白浓度正常时，血清 Ca^{2+} 大于 2.75 mmol/L 称为高钙血症。ECMO 时引起高钙血症的主要原因是医源性补钙过量。高钙血症对心肌的影响是 Na^+ 内流的膜屏障作用加大，Na^+ 内流受抑制，心肌的兴奋性、传导性皆降低。常表现为心动过缓，心律不齐。有多种方法可降低血钙，如利用呋塞米和依他尼酸等袢利尿剂、糖皮质激素，以及腹膜、血液透析等疗法。

（五）糖代谢的监测及管理

在重大创伤刺激下，血糖浓度在机体内分泌系统的调节下很难维持在正常水平，尤其在围 ECMO 期血糖升高的概率更大，因为此类患者 ECMO 前可能经历严重的应激反应，体内血糖水平已经处于相对较高的水平，ECMO 后血液非生物材料的接触进一步加剧机体炎性反应，免疫应答更加强烈，胰岛素抵抗发生更加明显。目前临床围术期对于血糖的控制又提出了新的观念，认为 ICU 患者血糖水平的高低与患者整体预后生存率有明显相关性，而且有学者提出 ICU 治疗期间血糖水平最好低于 8.3 mmol/L，这将有利于术后患者的恢复，ECMO 期间以此为标准。

1. 高血糖

ECMO 支持的患者一般多存在强烈的应激反应，机体常存在严重的胰岛素抵抗，糖异生增强，糖利用减少，血糖常显著升高。过高的血糖可使血渗透压升高，引起细胞脱水，增加神经系统及其他脏器并发症的发生，补充胰岛素是降低血糖最为有效的方法之一。

糖利用改变的另一重要影响是血钾浓度的巨大波动，在低温时可能出现高钾血症。有新证据证明，正常胰腺的胰岛素分泌需要 K^+，在术后早期因高糖血症而糖转移加速，可能出现低钾血症。继发于高糖血症的高渗性利尿，大量 K^+ 在尿中被动丢失，加重了低钾血症。

2. 低血糖

ECMO 中低血糖多由长期慢性疾病所引起机体消耗性体质或由摄入不足导致，一般可以通过静脉补充葡萄糖来快速缓解症状。低血糖症状在 ECMO 患者中往往表现不明显，如患者表现为表情淡漠或意识障碍等症状时，往往需要提高警惕，应监测血糖。如发现低血糖，需及时对症治疗。

二、酸碱平衡的监测及管理

正常代谢过程包括蛋白质、糖类和脂肪的代谢，在代谢过程中，不断产生酸性产物。正常细胞外液的 pH 值稳定在 7.35~7.45。细胞内液的 pH 值尚无法精确测定。pH 值发生不利于机体的变化情况时，人体的酸碱缓冲系统被启动，做出代偿性防御反应，针对体液酸碱度的改变相应地吸收或释放 H^+。

ECMO 支持期间，通常需要每 2 h 测定一次或有重大的循环呼吸支持调整时随时取血测血气，以便连续掌握机体内环境酸碱平衡的变化情况。

（一）pH 值

ECMO 早期的患者可能由于严重的缺氧或血流动力学异常导致内环境紊乱严重，表现出 pH 水平的降低，而且随着这种血流动力学及呼吸功能异常时间的延长不断加重。ECMO 前患者的 pH 水平、乳酸浓度的高低与 ECMO 患者生存率成一定的相关性。通常严格控制 ECMO 适应证的患者，ECMO 前血气 pH 值发生严重变化的病例并不是很多，但 ECMO 期间一旦发生 pH 值的降低或过度升高，应该及时纠正，以维持细胞代谢的正常酸碱水平，为组织器官功能的恢复奠定良好基础。

（二）乳酸

乳酸酸中毒于 ECMO 患者中最为常见，其机制为因缺氧致无氧酵解增加，乳酸生成增加，氧化过程不足而累积，导致血中乳酸水平升高。参考范围：0.5~1.6 mmol/L。当乳酸大量存在时，会导致人体内环境稳态的丧失，尤其是固有的酸碱平衡将被打破，轻则代谢紊乱，重则危及生命。研究表明，血乳酸水平与血糖呈正相关，乳酸值越高，预后越差，病死率越高；高血糖时，葡萄糖与血红蛋白结合形成更多糖代血红蛋白，其与氧亲和力高，加上高血糖抑制，二磷酸甘油酸生成，导致缺氧加重；同时，高血糖又增加无氧酵解的底物，使乳酸产生明显增多，进一步加重内环境紊乱。

（三）剩余碱

剩余碱（BE）是指在 38 ℃、$PaCO_2 = 40$ mmHg、$SaO_2 = 100\%$ 条件下，将血标本滴定至 pH = 7.4 时，所消耗酸或碱的量，正常值为 $-3 \sim +3$ mmol/L。BE 是酸碱由稳态中反映代谢性因素的一个客观指标，对酸碱平衡紊乱的判断和治疗导向有重要意义。代谢性酸中毒 BE 负值减少，代谢性碱中毒 BE 正值增加，呼吸性酸中毒代偿时 BE 正值略增加。ECMO 期间，BE 与 pH 值的变化均需要即时纠正，尤其在酸中毒情况下，通常采用 5% $NaCO_3$ 迅速纠正酸性环境，维持 BE 在正常范围。

（四）HCO_3^-

HCO_3^- 是反映机体酸碱代谢状况的指标，包括标准碳酸氢根（SB）和实际碳酸氢根（AB），SB 的正常范围是 $22 \sim 27$ mmol/L，AB 的正常范围是 $22 \sim 27$ mmol/L。

第五节　血流动力学监测及管理

血流动力学监测已经成为危重患者不可缺少的监测手段，尤其是对于心血管病患者，能够为临床诊断、治疗、预后评估及科学研究提供及时准确的数据，大大提高了手术成功率和抢救成功率。其重要性体现在：①对心功能的判定；②对有效血容量的判定；③对外周血管阻力的判定；④对组织有效灌注的判定。在 ECMO 患者中所有这些判定都是必需而且非常有意义的，充分利用临床血流动力学监测准确判定 ECMO 患者的循环及呼吸状态，减少辅助期间的盲目性及经验性，将有利于患者的整体健康管理。

通过血流动力学监测，可以了解和调整心血管功能，保证足够的组织灌注。这方面包括心排血量和动脉、静脉血气测定等，并进一步计算出动脉 DO_2 和 VO_2。再加上皮肤温度、颜色、尿量等临床状态的观察，一般即可满足指导循环治疗的需要。

一、前负荷及血容量分布的监测及管理

在 ECMO 的起始阶段，血液成分接触人工材料表面，这就通过介质活化启动了机体的炎性反应，这些介质包括补体、细胞因子、激肽、前列腺素和自由基等。这样便会使毛细血管通透性增加，从而导致组织间液增加、细胞外液增加、体重增加。这在临床上表现为 ECMO 早期胸部 X 线片的肺影变白。在此阶段，仍然需要用血液成分、胶体或晶体等维持患者的血管内容量，从而使静脉回流通畅。外科手术患者在 ECMO 中可能会出现胸腔引流液、胃肠减压引流液增多及第三间隙液体丢失。相比之下，体外循环后患者组织水肿和体液量增加比 ECMO 更明显，尤其见于心脏手术后发生低氧和血液稀释的患者。

如果患者未并发败血症，在 ECMO 起始阶段所发生的毛细血管渗漏具有自限性，通常在 48～72 h 即可恢复。随后，尽管部分炎性因子持续活化，机体自然产生的多尿可使细胞外液量和机体含水量恢复正常，胸部 X 线片的表现也可得到改善。此外，应用利尿剂增加尿量及采用血液超滤可以加速细胞外液的排出和肺水肿的恢复。

即使在心排血量、组织灌注和气体交换充分的情况下，上述有关血液与人工材料接触所引发的变化在 ECMO 的不同支持模式中仍略有不同。而血流量的再分布在 V－A ECMO 与 V－V ECMO 中明显不同。

在 V－A ECMO 中，通常经右侧颈内静脉插管至右心房引流血液，然后经离心泵及氧合器将血液氧合后注入动脉循环。静脉引流主要通过虹吸作用来实现，当静脉引流量低于泵输出量时，放置于近泵处的安全囊袋便会报警，继而泵会停止运转。泵前负荷降低可能是机械性因素引起的，通常继发于插管位置不当或管腔阻塞、气胸或胸腔积液导致的纵隔移位、静脉引流管扭曲，以及管道落差不合适导致的虹吸作用不充分等。这些问题可通过重新插管、胸腔引流、理顺扭曲的管道或升高病床来解决。如果排除了机械性因素，对于患者血管内有效血容量降低引起的静脉回流减少，可以通过补充血容量来恢复前负荷。

由于患者右心房的血液大部分引流进入 ECMO 管路中，因此左心室的前负荷降低，自身的心排血量下降。而患者总的心脏排出量为自身的心排血量和辅助循环血量之和，因此平均动脉压保持正常。但由于非搏动灌注导致

脉搏压差降低，所以动脉波形减弱。

在 V - V ECMO 中，从中心静脉将血液引流出体外，氧合后再注入静脉内。对于新生儿，通常将一个双腔插管通过右侧颈内静脉插入右心房内，插管的外径与 V - A ECMO 静脉插管的外径相同。对于较大的儿童及成人，通常采用两个插管，一个通过颈内静脉插入右心房，另一个插入股静脉。至于哪个作为引流管及哪个作为灌注管，则由医生做出决定。由于是闭合的、非相容性的管路，不需要静脉储血罐，心脏的前负荷血量被引出再返回中心静脉，患者自身的心排血量不发生改变，完全依靠自身的左心室射血，几乎不改变左心室前负荷，但是对左心室功能仍有较小的影响。

二、后负荷及血压的监测及管理

血流和管壁阻力共同产生压力。在任何闭合管路中，如果管壁阻力保持恒定，压力可以由充足的前向血流来维持。在 V - A ECMO 中，前向血流由泵驱动的动脉血流和自身的左心室排出血流组成。前负荷降低将导致前向血流不充足及低血压。前负荷足够大并且前向血流充足时，低血压与血管阻力降低或血管张力下降有关，这常见于败血症患者。此时恢复正常压力可通过提高前向血流来实现：一方面，可以增加循环系统前负荷；另一方面，可以提高机械泵的流量。泵的前向血流取决于静脉回血量，此外还受插管阻力的影响。插管阻力与插管的长度呈正相关，与插管内径的 4 次方呈负相关。泵驱动的动脉血流所遇到的阻力主要与氧合器和灌注管有关，根据监测指标可以将流量提高到需要的水平。

如果前向血流已经很大（高心排血量和血管内容量增加），但是平均动脉压仍然较低，增加血管阻力可以提高重要器官的灌注压力。临床上可以应用去氧肾上腺素、肾上腺素和去甲肾上腺素等药物，但是这些药物引起的血管收缩并不一致，因此用药时必须谨慎。尽管根据中心静脉压和排出量计算出的系统阻力在正常范围内，但是有些血管床可能处于舒张状态，另有一些血管床处于强烈收缩状态，从而导致部分器官（内脏）缺血。

美国一些心脏中心研究发现，ECMO 中后负荷一般处于正常和较高的水平。ECMO 开始后激发了肾素 - 血管紧张素系统，导致后负荷升高。增加后负荷的另外一个因素是经灌注管注入动脉的血流阻止了主动脉瓣的开放。Kimball 等则认为，在 ECMO 中后负荷没有显著改变。在 V - A ECMO 中射血分数降低与前负荷明显降低有关，而 V - V ECMO 中不影响前负荷和主动脉根部压力，因此并不影响左心室后负荷。另外，V - V ECMO 中氧合血进入肺循环导致肺血管舒张，从而可降低右心室后负荷。

三、搏动与非搏动灌注的监测及管理

随着体外支持的发展，搏动灌注是否具有重要性尚存在争议。我们主要关心的器官是脑和肾脏。早期研究表明，在非搏动灌注中颈动脉窦压力感受器和交感神经兴奋，最近多数研究证实非搏动灌注时交感神经兴奋，但对氧气的传输无不良影响。其他研究表明，在改善组织灌注方面搏动灌注优于非搏动灌注，这需要同时结合低温麻醉和血液稀释。Berntein 等设计的一个体系排除了干扰因素，证实在正常生理状态和正常血流下，搏动与非搏动灌注无明显差异，血流充分时，对交感神经的影响很小。然而，无论是搏动灌注还是非搏动灌注，低流量时交感神经反应较高。因此在 V - A ECMO 中，在血压和流量充分的情况下动脉搏动的波幅不明显，辅助循环流量较高时，前负荷降低，脉搏压力降低，并不是心功能降低的表现。

V - A ECMO 中动脉波形和搏动压力反映了灌注系统的效应。体外泵产生非搏动血流，并且更多的血液通过循环管道，系统动脉波形逐渐变平，当全流量灌注时动脉波形表现为完全平坦。但在全流量灌注时，随着支气管肺泡收缩，左心室充盈并射血，仍可偶尔形成搏动波。事实上，当心脏有功能时，在 ECMO 辅助过程中通过胸外插管达到全流量灌注并不多见。经典的 V - A ECMO 流量是正常心排血量的 80%，仍有 20% 或更多的血液进入肺脏和左侧心脏，这时动脉波形减弱但仍能辨别出。只要血流量充足，是否出现波形在生理上并不重要。全流量灌注时，搏动灌注和非搏动灌注无论是在患者身上还是在实验动物中都没有差别。但如果总血流量很低 <40 mL/(kg·min)，可以导致氧气传输不充分、休克、无氧代谢和酸中毒，这时通过搏动灌注可以得到改善。非搏动灌注血流可刺激主动脉和颈动脉窦压力感受器引起内源性儿茶酚胺释放增加，影响微循环。应用 ECMO 的目的是维持正常和充分的氧传递，因此非搏动灌注并不会产生不良影响。事实上，只要流量充分，非搏动灌注可以维持几个月的时间。

四、动脉血压的监测及管理

动脉血压是循环系统常规和重要的测定项目，是评定循环功能的主要指

标之一。收缩压决定于心肌收缩力和心排血量，且变化较大，舒张压决定于周围血管阻力，较为恒定。舒张压还间接提示冠状血管血液灌注量和心血管系统的负荷。动脉压的高低虽然与组织灌注是否良好并不完全一致，但监测动脉压是评定 ECMO 中循环功能必不可少的重要手段。

（一）有创动脉压

有创动脉压（invasive blood pressure，IBP）是血流动力学监测的最基本指标，它可以显示压力值和压力波形，为临床提供准确可靠的灌注信息。平均动脉压（MAP），又称灌注压。IBP 可以提供准确、可靠和连续的动脉血压数据。

1. 正常动脉压

正常动脉压波形可分为收缩相和舒张相。主动脉瓣开放和快速射血入主动脉时为收缩相，动脉压波迅速上升至顶峰，即收缩压，血流从主动脉到周围动脉，压力波下降，主动脉瓣关闭，直至下一次收缩开始，波形下降至基线为舒张相，最低点即舒张压。动脉压波下降支出现的切迹称重搏切迹。身体各部位的动脉压波形有所不同，脉冲传向外周时发生明显变化。越向远端的动脉，压力脉冲到达越迟，上升支越陡，收缩压越高，舒张压越低，重搏切迹越不明显。

2. 异常动脉压

异常动脉压波形有以下几种。

（1）矮小低平波：波峰钝圆，波幅降低，上升支及下降支减慢，重搏切迹消失，见于套管针堵塞，心肌收缩力降低，血容量不足，心衰或主动脉狭窄。

（2）二连波：为不规律波，波幅高低不等，形态不一，波形间距不等，见于心律失常，如心房纤颤。

（3）高大跳跃波：波幅高，波形尖，上升支陡，峰波短暂，降支快速下降，重搏切迹不明显，脉压增大，见于高血压、主动脉瓣关闭不全。

（4）低平波：波幅低，上升支、下降支斜率变大，见于严重的低血压、低心排血量综合征。

（5）交替变化波：一次次压力波形的振幅为交替变化，见于左心衰竭。

ECMO 提供的仅仅是持续性平流灌注。但是，ECMO 期间动脉波形的细微改变就更加直接反映了自体心脏做功的实际情况。通常 ECMO 建立在患者心脏功能具有一定收缩功能的基础之上，因此，ECMO 期间 IBP 波形的监测具有更加实际而有效的意义，其波形的改变依然遵循上述正常心脏波形改变的规律。在 ECMO 早期，根据患者心脏功能的差异，IBP 监测的有效脉压较小，甚至在 ECMO 全流量状态下仅维持全身平流灌注。随着 ECMO 辅助进程，有效的循环呼吸支持使心肺得到充分休息而逐渐恢复，此过程可以观察到动脉血压脉压逐渐增大的变化，提示心脏功能逐渐恢复。

3. 管理要点

（1）每次测量前应调试监护仪零点，即先将换能器充满生理盐水，排净空气，然后使三通与大气相通，当监护仪数字显示为"0"时，立即转动三通，使之与大气隔绝而与动脉插管相通，此时监护仪可显示压力波形与数值。

（2）用肝素稀释液间断或持续冲洗测压管，以防凝血。当波形异常时，应查找原因，如果因管道内有凝血而发生部分堵塞的情况，应抽出血凝块加以疏通，忌用力内推，以免造成血栓栓塞。如果不能疏通，应予以拔除，必要时重新置管。

（3）在调试零点、测压和取血标本等操作过程中，严防气体进入管道造成空气栓塞。测压管各连接处衔接一定要紧密，避免脱出后造成出血。

（4）所需用物必须经灭菌处理，置管操作应在严格的无菌技术下进行。定时消毒穿刺部位，防止污染。留取血标本、测压和冲洗管道等操作，应严格遵守无菌原则。加强临床监测，有感染征象时应及时寻找感染源，必要时做细菌培养；置管时间一般不宜超过 7 d，一旦发现感染迹象应立即拔除插管。

（5）严密观察动脉穿刺部位远端皮肤的颜色与温度，当发现有缺血征象如肤色苍白、发凉及有疼痛感等，应立即予以拔除。

（6）穿刺针与测压管均应固定牢固，防止脱落出血，尤其当患者躁动时，应严防脱管。固定置管肢体时，切勿行环形包扎或包扎过紧。

（7）测压前和测压中必须定时用血压计测量患者上肢血压与之对照，以便及时发现并纠正直接测压的误差，一般情况下两者相差 ±10 mmHg。

（8）穿刺失败及拔管后要有效压迫止血，尤其对应用抗凝药的患者，压迫止血应在 5 min 以上，并用宽胶布加压覆盖。必要时局部用绷带加压包扎，30 min 后予以解除。

（二）中心静脉压监测及管理

中心静脉压（central venous pressure，CVP）主要反应右心功能及血容量和静脉血管壁张力的改变，是衡量右心泵血能力的指标，测量 CVP 对了解循环有效容量与心血管功能之间的相互关系具有非常重要的意义。可反映体内血容量、右心功能与血管张力等综合情况，以指导补血补液的量及速度，防止心脏过度负荷及指导利尿药的应用等。

1. 测量方法和原理

CVP 的测量方式有密闭式和开放式两种。

（1）密闭式测量法：整个测压管道是密闭的，通过压力传感器与监护仪相连，还可应用血流导向气囊导管（Swan - Ganz 导管）的近端孔直接测得。

（2）开放式测量法：用一直径 3 cm 的玻璃管或一次性输液塑料管和标有厘米刻度的标尺，固定在输液架上，接上三通，连接管内充满液体，排净空气，三通的两端分别与输液器和中心静脉管相连，标尺零点位于腋中线第 4 肋间，相当于右心房水平。测压时先将液体充满测压管，而后转动三通使测压管与中心静脉管相通，使液面自然下降，当液面下降至有轻微波动而不再下降时，测压管上的数值即 CVP。

2. 正常 CVP

正常 CVP 波形随心动周期变化而改变。CVP 正常值为 5 ~ 12 cmH_2O，波形近似平线。

3. 异常 CVP

如 CVP < 5 cmH_2O，表示血容量不足，应迅速补充血容量；CVP 在 15 ~ 20 cmH_2O 时，常见于右心衰竭、三尖瓣关闭不全。心包填塞或补液过快过多，应暂停输液或严格控制输液速度，并给予强心、利尿等处理。临床监护中应结合血压（BP）变化综合分析判断其临床意义，并进行综合分析与病情评估。

当三尖瓣关闭不全程度越严重时，CVP 波形越接近于右心室压力波形。当 CVP 波形出现"大炮波"时，应考虑右心室功能不全。这里应注意两点：①用 Swan - Ganz 导管或肺动脉导管监测 CVP 时，如果置管过深，中心静脉开口进入右心室时，可出现真正的右心室波形，这时应回撤导管，使中心静脉开口撤回到右心房或腔静脉；②节性心律时，CVP 波形可出现类似于三尖瓣关闭不全的"大炮波"波形，这时可从心电图上进行鉴别诊断。

BP 和 CVP 变化的临床意义及处理原则见表 7 - 1。

表 7 - 1　BP 和 CVP 变化的临床意义及处理原则

指标		临床意义	处理原则
CVP 正常	BP 低下	提示心功能不全或血容量不足	可予补液试验
CVP 升高	BP 正常	提示容量负荷过重	严格控制输液速度及液体入量，强心利尿
CVP 下降	BP 降低	提示有效血容量不足	补充血容量
CVP 升高	BP 升高	提示循环血量过多，外周阻力大	应用血管扩张药物及利尿剂处理
CVP 升高	BP 降低	提示心功能不全	应用强心、利尿药物

4. 管理要点

（1）根据患者病情定时监测 CVP，并做好记录，不同病情的患者可有不同的 CVP 值。

（2）每次测压前均应重新调定零点位，保持测压管零点始终与右心房在同一水平。

（3）患者躁动、咳嗽、呕吐或用力均影响 CVP 值，应在患者安静 10 ~ 15 min 后再行测压。

（4）测压时，应先排尽测压管中的气泡，防止气体进入静脉内造成气栓。每次测压后及时将三通转向生理盐水输入通路做持续点滴，防止血凝块堵塞静脉。应用监护仪连续测定 CVP 时，要采用持续冲洗装置，以保持测压管道的通畅。若应用呼吸机者应在呼吸机脱机 10 s 左右测 CVP，目的是去除呼吸机的压力对数值的影响；若输血时需测 CVP，可以用肝素稀释液冲净管道内血液，然后再测量，避免影响准确性。

（5）如需利用测压管路输液，可通过连接另一三通进行，但测压管路不能输入血管活性药物或钾溶液，防止测压时药物输入中断或输入过快引起病情的变化。

（6）防止污染，消毒静脉穿刺部位并更换敷料，定时更换测压管道，严格无菌操作，尽量减少抽血、静脉注射机会。

（三）Swan – Ganz 导管监测及管理

将前端带有气囊的 Swan – Ganz 导管经外周静脉插入肺动脉，可以测得右房压、肺动脉压、肺毛细血管楔压（pulmonary capillary wedge pressure, PCWP），并可采用热稀释法测定心排血量，还可通过此导管抽取混合血标本，得到多项血流动力学监测指标。

1. 左心室压力

左心室功能的改变可以通过二尖瓣传导到左心房，准确可靠的左房压（left atrial pressure, LAP）可以直接反映左心室的功能改变。LAP 作为反映左心功能状态的实时监测指标，在 ECMO 期间和许多重症心脏病患者手术期间需要监测。而且为了有效保护左心室功能，ECMO 期间经常通过 LAP 来判定患者有效血容量的多少，从而防止左心系统过重的前负荷而影响心脏的休息和功能的恢复。成人 LAP 可以通过 Swan – Ganz 导管测得的 PCWP 来反映。小儿可以选择单腔较细的静脉穿刺管，通过上腔静脉经房间隔放入左心房直接测压；也可在心脏手术过程中，经手术切口通过右心房及房间隔到左心房放置细的左心房测压管。在放置左心房测压管时，需注意管口的位置，过深容易到达二尖瓣口，测得的 LAP 过高，过浅又容易从左心房中脱出，此时可以通过测压管抽血样测血气，根据血氧饱和度情况判定测压管所在的位置。

2. 右心室压力

右心室压力（right ventricular pressure, RVP）的血流动力学包括收缩期压力和舒张期压力，正常右心室收缩压为 15 ~ 30 mmHg，平均 25 mmHg，右心室舒张压接近零水平。

（1）右心室收缩压升高见于：①肺血管阻力增加，如过敏、应用缩血管药物等；②静脉引流不充分；③肺动脉高压；④右心室流出道狭窄；⑤先天性心脏病的左向右分流。右心室舒张压升高原因同右心房压力升高。

（2）右心室收缩压降低见于：①低心排血量综合征；②低血容量；③心律失常；④心脏压塞。右心室舒张压降低见于：①三尖瓣狭窄；②低血容量。

3. 肺动脉压

肺动脉压（pulmonary artery pressure, PAP）反映右侧心腔和血管的压力变化。正常肺动脉收缩压为 20 ~ 30 mmHg，等于右心室收缩压；肺动脉舒张压为 8 ~ 12 mmHg，接近于右心室舒张期末压。

（1）PAP 升高见于：①药物过敏、应用缩血管药物等；②肺血管阻力增加，如原发性肺动脉高压；③使肺血流增加的疾病，如心内的左向右分流。

（2）PAP 降低见于：①低血容量；②肺动脉或肺动脉瓣狭窄；③右心室功能不全；④换能器故障。

4. PCWP

PCWP 可以直接反映左心房压力并提供左心室舒张期二尖瓣开放时的压力情况。正常 PCWP 为 4 ~ 12 mmHg。小儿一般不需要测量 PCWP，可以直接测量左心房压力。

（1）PCWP 升高见于：①左心功能不全；②低心排血量综合征；③容量负荷过重；④二尖瓣狭窄；⑤心源性休克；⑥左心室顺应性下降；⑦左心房黏液瘤阻塞。

（2）PCWP 降低见于：①低血容量；②换能器位置校零不正确。

5. 心排血量

心排血量（cardiac output，CO）是反映心肌收缩力、前负荷、后负荷的重要血流动力学指标，指每分钟心脏泵出的血量。正常值为 4 ~ 8 L/min。在临床应用中用于判断是高动力性还是低动力性，能够指导 ECMO 期间的正确处理。影响 CO 的因素包括患者的代谢率与氧需量、性别、体表面积、年龄和体位等。

6. 管理要点

（1）根据病情及时测定各参数，换能器应置于心脏水平，每次测压前均应校零。

（2）及时纠正影响压力测定的因素，如咳嗽、呕吐、躁动、抽搐和用力等均可影响测值，故应在安静休息 10 ~ 15 min 后再行测压。

（3）持续缓慢静脉滴注 0.01% 肝素液，防止凝血，保持管腔通畅。

（4）固定管道以防移位或脱出。当波形变化时，应调整位置，使其准确，必要时做床旁 X 线检查了解导管位置。

（5）测定 PCWP 时充气量不超过 1.5 mL，应间断、缓慢充气，以免气囊破裂，或引起肺出血。

（6）严格执行无菌技术操作，测压时注意预防污染。

（7）持续心电监护，严密监测心律变化，导管拔除应在心电监护下进行。

五、V-V ECMO 与 V-A ECMO 血流动力学监测及管理比较

(一) 血流动力学监测比较 (表 7-2)

表 7-2 V-V ECMO 与 V-A ECMO 的血流动力学比较

血流动力学指标	V-V ECMO	V-A ECMO
系统灌注	心脏排出	循环血流和心脏排出
动脉压	波形明显	波形受抑制
中心静脉压	评价血容量	无明显意义
肺动脉压	不受 ECMO 流量的影响	与 ECMO 的流量有关
右-左分流的影响	无影响	混合静脉血进入灌流血流中
左-右分流的影响	对 ECMO 流量无影响	肺脏灌注量升高需增加灌注流量
充足气体交换所需流量	$100 \sim 120$ mL/(kg·min)	$80 \sim 100$ mL/(kg·min)
动脉氧合	ECMO 流量控制	维持在 $80\% \sim 95\%$
CO_2 排出	通过尾气和氧合器	同 V-A ECMO
呼吸机参数降低	迅速	缓慢

(二) V-V ECMO 和 V-A ECMO 的管理流程比较 (图 7-1, 图 7-2)

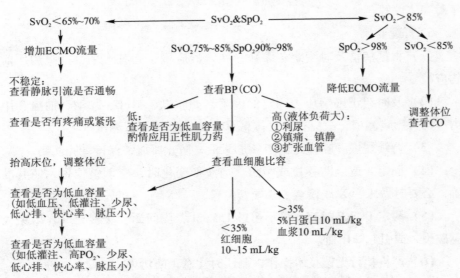

图 7-1 V-V ECMO 的管理流程

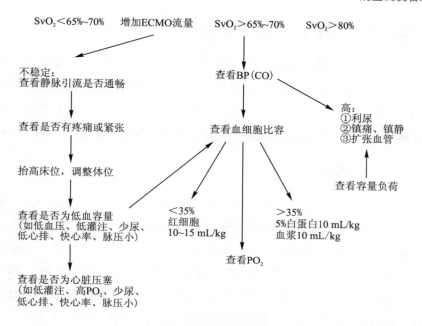

图 7 - 2   V - A ECMO 的管理流程

第六节   温度的监测及管理

一、患者体温的监测及管理

ECMO 期间，体温过高，机体氧耗增加；体温过低，易发生凝血机制和血流动力学的紊乱。应根据患者具体病情维持合适的温度，一般保持体温在 36 ~ 37 ℃。为防止 ECMO 期间体温下降，可在病床放置温毯，也可利用氧合器中的血液变温装置保持体温。临床常用的温度测量部位为皮肤、鼻咽、食管、直肠、鼓膜。按期测量部位的深浅可将其分为：中心温度，如食管、鼻咽、鼓膜；肺动脉温度；膀胱及直肠温度；表浅温度，如皮肤。测量位置取决于监测的目的。通常需要了解特殊器官或中心温度，鼓膜、鼻咽温度反映脑温，食管温度反映心肌温度。ECMO 需要监测动脉端及静脉端血温。

二、变温水箱温度的监测及管理

虽然有诸多因素影响到热交换器的变温效能，但影响降、复温速度较为重要的是通过热交换器达到最大效率的水流量。因此，为了能迅速达到满意的温度，不仅要有一个效能良好的变温器，而且还要有一个能提供足够水流量的变温水箱。一般热交换器达到最大效率的满意水流量为 15 ~ 20 L/min。

（一）普通变温水箱

普通变温水箱不具有降温功能，仅起加温和泵水的作用。以 Sarns 水箱为代表，它是一款专用的供水系统，可将冰水、温水或非加温水以高达 28 L/min 的流量泵至热交换器内。它有分别循环冷、热水的管道，降温有四种泵速度控制，以使患者温度逐渐改变。加热有四个温度挡（30 ℃、38 ℃、40 ℃、42 ℃），可据需要而选择。温度控制器在加热至 42 ℃时能自动停泵和停止加热，超温时报警灯亮，以防血温过高给患者造成损害甚至死亡。最大水压为 77 kPa（0.77 kg/cm²），但这种水箱仅是一个泵水和加温系统，不能制冰制冷，因此降温时需往水箱内加冰块方可达到目的。

（二）全自动变温水箱

全自动变温水箱具有自动制冷、制冰、加温、温度显示及温控报警功能。Sarns 新近推出的温度控制及监护系统（TCM）则是一个多功能的供水系统，TCM 除对循环水进行极大范围内的降温和变温外，还可按所编制的模式保持温度比。温度选择 0 ~ 42 ℃，内藏式制冷。变温毯水温的供给与动脉血热交换器的输送是相同的，其自动化开关设备与目前各种医疗用变温毯都可通用。全自动变温水箱由 3 个挡位调整，有 3 个探头对循环温度探测，可发生极限报警。TCM 最大流速性能（1/8 马力泵）：热交换器输出口 21.0 L/min，从零点起，最大压力 10 kPa/cm²。Stockert Shiley 变温水箱与其他水箱的结构有所不同，它是由一个基本单元和一个控制单元两部分组成，可以使水箱远离体外循环机工作。其主机特性为密闭的双水循环系统，可将水泵至热交换器和超低温毯。其泵水流量为 24 L/min。该单元泵出的最低水温为 1.5 ℃，可用于心肌保护液的冷却。降温时不需冰水，其降温速度为

40 ℃→30 ℃，1.5 min；30 ℃→20 ℃，1.9 min；20 ℃→10 ℃，2.3 min；10 ℃→5 ℃，1.5 min。控制单元可显示出：①预设的温度值，该数值可据需要而调节；②水温有加热或制冷状态指示；③患者体温。该控制单元还具有报警功能，当温度过高时，加热部分自动关机，制冷部分开动，通过冷热水的混合以达到所需的温度。

总之，变温器和变温水箱的性能越好，升、降温的速度越快，有利于ECMO期间迅速稳定患者体温，保证 ECMO 治疗的效果。

第七节　ECMO 设备安全性能的监测及管理

一、管道和插管的监测及管理

静脉插管的大小会限制 ECMO 辅助的血流量。血流阻力随着插管长度的改变而变化，阻力与管道半径的 4 次方成反比。通常选择最短长度和最大内径的静脉插管来获得最佳的静脉引流效果。上腔静脉直接进入右心房，右侧颈内静脉通常直径较大，右侧颈内静脉插管可引流出相当于静息状态下的心排血量。血液经静脉引流，进入氧合器氧合后，经泵回到患者体内。血液在通过氧合器和动脉灌注管时也有一定的阻力，而且随着血流量的增多动脉侧管道的压力增加。一般监测驱动泵后的压力，该压力越高，提示血液流出端的阻力越大，血液渗漏和管道崩脱的概率也越高，通常认为压力在300 mmHg左右是安全的。

为了避免静脉血液的过度吸引，需要测量静脉插管端的负压。原因：①负压超过 200 mmHg 会引起气穴现象（形成气泡），导致溶血的发生；②右心房和腔静脉被插管抽吸会引起内皮损伤；③系统中任何部位的负压均会使气栓形成的概率升高。心脏手术中采用储血罐使气泡飘浮于顶端，因此可以避免问题的出现，但是储血罐不能用于 ECMO。为避免直接气穴界面导致长时间体外循环的严重血液破坏，ECMO 支持是一个封闭的辅助系统，在保证所有接头连接紧密牢固、系统正常运转的基础上，通常 ECMO 不会产生气泡，因此 ECMO 系统舍弃了动脉微栓滤器，但是正是由于无微栓滤器，系统中一旦有气栓发生，更容易进入体内而产生严重后果，因此 ECMO 系统中气泡监测的必要性不言而喻。

二、球囊支架或泵控制器的监测及管理

球囊的作用是作为 ECMO 泵的储血罐。球囊可防止负压导致血管壁吸入插管，降低腔静脉损伤的可能性。球囊支架可作为血泵控制器的一部分，也可仅作为球囊的支架。大部分医学中心将球囊支架放置在尽可能低至血泵控制面板的水平以利于最大限度重力引流，通过压力监测装置产生随动调节。

还有一种调节静脉血流的装置叫"改良球囊"，这种改良球囊是介入到标准管路中的，其壁薄、形如香肠，被封闭在一个透明硬制的室内。流经管路的血液的压力通过血囊壁传导到硬制室壁，经压力端口和传感器成为监测数据。该装置垂直于地面放置，它可以放置在管路静脉通路的任何地方，因为压力差是与随动调节装置所设置的压力限值相关的。近年来，由于 ECMO 技术的飞速发展，产品不断更新，球囊支架和泵控制器逐渐被优化整合并替代。

三、血泵的监测及管理

血泵是 ECMO 系统的核心部件。血泵从静脉储血罐或直接从患者体内引出血液，然后将血液泵入氧合器并最终输回患者体内。建立和监测 ECMO辅助需要了解压力、流量及管道的阻力。对于直插管，可以通过已知的管道直径来计算上述关系，大部分插管有不规则内径和侧孔，根据个体差异，需要针对性选择。医护人员每天需要检查离心泵运转情况，确定有无异响，显示是否正常，报警装置工作是否正常、流量高低限设定是否合理。

（一）离心泵

离心泵采用的是离心头产生的流量和压力。低流量时，离心泵工作良好，当静脉引流受阻时，泵内会产生过高的负压，在泵头内引起气穴现象，导致溶血的发生。产生过高负压、气穴现象和溶血等危险因素与泵速成正相关。尽管应用离心泵可延长辅助时间，但是潜在的溶血也是不容忽视的。在

静脉引流通路中连接一个囊袋可以避免这一问题的出现，另外也可以加入联动装置，当产生过高负压时泵速会降低；最近多种新型离心泵已将负压监测与泵速进行了随动耦联。离心泵用于心脏手术时，不需要连接囊袋或负压感应器，这是因为泵与储血罐相连。

（二）血液逆流监测器

血液逆流监测器是一种安全装置，当 ECMO 动力因机械故障而无法转动时会使得患者动静脉导管形成一个大的分流，进一步危害患者，血液逆流监测器可以在这时候阻止逆流。

四、氧合器的监测及管理

氧合器的基本功能就是提供人体所需的氧气，排出血液内的二氧化碳，这可以通过持续的氧饱和度监测及定时的血气测定准确判定。中空纤维氧合器每天需要观察排气孔有无水滴，确保通气通畅，有必要每天行高气流量吹出中空纤维内的水珠；长时间（72 h）应用后需要注意血浆渗出的发生。一旦发现氧合器渗漏、大量血浆气泡从氧合器出口吹出时，需要尽快置换氧合器，因此建议使用可长时间使用的中空纤维氧合器或硅胶氧合器。

（一）压力监测器

离心泵入口端（静脉端）通常为负压，负压过大提示静脉回流受影响，多见于静脉充盈不足或静脉插管位置不当。离心泵后的高压区在氧合器前后也会有差别，通过出入口间的压差用来判断氧合器血液通过的阻力，该阻力的大小不仅与氧合器设计有关，而且与离心泵流量的大小和氧合器内血栓形成相关。每天定时测定跨氧合器压差，有助于氧合器内隐性血栓形成的判定。

负压监测器可以监测静脉引流是否足够，负压 > 30 mmHg 容易造成患者血液溶血，因此可以监测患者血量是否足够，帮助判断静脉插管位置是否正确，以及监测患者心脏功能。

通过正压监测器对进、出氧合器的压力与压力差的监测，可得知患者血量及血压高低、动脉插管是否受阻、氧合器中是否有血块、循环管路是否有血块。例如，氧合器进、出口压力上升，可能患者动脉管扭折或高血压及高血容量；氧合器进、出口压力下降，可能泵松紧度过松或低血容量；氧合器进、出口压力差上升，最有可能是氧合器中有血块形成。

（二）游离血红蛋白监测器

长期使用 ECMO 会对患者血液成分产生影响，其中最严重的情况为溶血，持续使用游离血红蛋白监测器可以了解目前患者的溶血程度，以此作为更换氧合器的指标。

（三）氧饱和度监测器

要监测 ECMO 对患者的心肺支持是否有效，须定期对动脉血和静脉血进行血气分析。ECMO 系统中动脉端血氧分压（PaO_2）、氧饱和度（SaO_2）和二氧化碳分压（$PaCO_2$）直接代表氧合器的功能，间接反映患者心脏与肺脏功能。静脉端血氧饱和度（SvO_2）直接反映了氧气输送的有效性、患者氧气消耗状况与肺脏功能。氧合器功能降低、气流断续、患者代谢需求增加或使用 V－V ECMO 的患者需要吸痰的早期征象，都可以反映在监视器显示的参数中。

（四）持续动态血气监测器

为了实时观测 ECMO 期间机体内环境及 ECMO 系统氧合、通气功能的变化情况，许多心脏中心将持续动态血气监测引入了 ECMO 常规管理，以便更好地把握患者病情的细微变化，实时指导 ECMO 管理过程中的操作，不断提高 ECMO 管理质量。

五、ECMO 的热交换器或加热器的监测及管理

ECMO 的加热器应能将血液加热至略高于体温，上限约为 42 ℃，以避免溶血和气泡形成。许多加热器有微处理器控制的温度传感器和调节装置。控制器可设定所需的血液温度，加热器相应地将水浴加热。与 ECMO 的大多数设备相同，流过热交换器的热水与血流相向而行以尽可能保持最大温度阶差。这确保了热量转移入血液中。

虽然有诸多因素影响到热交换器的变温效能，但影响降、复温速度较为

重要的是通过热交换器达到最大效率的水流量。因此，为了能迅速达到满意的温度，不仅要有一个效能良好的变温器，而且还要有一个能提供足够水流量的变温水箱。一般使热交换器达到最大效率的满意水流量为 15～20 L/min。血液温度监测器可以监测进入患者体内前血液温度而得知变温器效能。

六、电源供应及 UPS 设备的监测及管理

ECMO 时应确保交流电连接确切，插座固定。交流电断电后如何维持离心泵的正常运转是非常关键的问题，因为离心泵的开放性特点，断电后离心泵停止运转将导致严重的血液逆流并发症。通常 ECMO 期间需要能够不间断提供至少 3 h 的后备电源（UPS）作为保驾，以保证断电后的持续供应。大多数离心泵在设计时配有直流电供电，但是长时间闲置的蓄电池功能无法保证，需要引起注意。

七、流量监测仪的监测及管理

ECMO 流量的多少是反映心脏做功和机械辅助所占全身血供比例的重要指标，为确保 ECMO 流量监测的准确性，许多超声流量测定仪需要对流量探头进行必要的校正，通常每 24 h 校对 1 次，通过阻断 ECMO 血流，调整流量探头的流量读数为零达到流量校正的目的。

超声流量测定装置能精确提供泵的流量，这在 ECMO 系统中有旁路如血液过滤装置时非常有用。用超声透过时间测定血流的体积，在产生超声波束的感测器之间是血流管，流量表根据液体的流动得出超声波从一个感测器穿行到另一个感测器的精确时间，这种透过时间测定的是流量。Transonic HT109 采用可重复使用的、夹式流量感受器，流量过高、过低时都可报警。

八、空气气栓的监测及管理

尽管 ECMO 管路在安装前做了仔细预充，而且在 ECMO 期间如何分辨细小气泡来源及如何排查这些小气泡在 ECMO 急诊建立的训练期间应该有详细描述，然而，大气泡的发生和快速进入患者体内的可能性依然存在。虽然这种气栓并发症在 ECMO 运行中比较少见，但却是致命性的。这种气栓的来源有以下几类。

（1）如果血液中 PO_2 过高，氧气就很容易从血液中析出。膜后血液氧

分压过高，同时合并外周低阻力状态或 ECMO 撤离前的低流量期间，敲击氧合器外壁，可以在氧合器顶部产生气泡。

（2）静脉插管缝合口不严密或侧孔外露将直接导致气体进入静脉通路。另外，静脉通路端接头或三通松脱、不严，在 ECMO 运转期间会导致气体的大量涌入，产生严重后果。

（3）未检查到的管道破裂或未连接的管道，不仅会导致大量气体进入管路，同时也会发生血液的渗漏。

（4）气栓的形成可能发生在氧合器膜表面的细小裂隙（通常是发生血液渗漏的主要原因），在气体相压力超过血液相时，会导致大量的气体突然进入血液通路。

这种气栓可以通过气泡捕捉器避免和消除，氧合器出口端的气泡探测装置正好是在血液进入患者之前的安全装置，它可以与 ECMO 泵联动，一旦有气泡流过将立刻停泵，从而确保不发生气体进入人体所带来的严重后果。

理想的解决气栓问题的办法主要依赖于预防。膜后氧分压通常不要超过 500 mmHg，尤其在泵流量低的情况下；对于任何静脉回路可能受阻的因素需要小心对待，尤其是静脉通路中储血囊与泵之间的管路；ECMO 系统禁止在储血囊报警失灵的情况下运行；若管道未连接可以在常规检查中迅速发现而避免发生；管路中血相压力也需要实时监测；所有接头均应扎带加固；仔细监测氧合器内气流和血流的比例或压力差别，时常监测氧合器气体出口是否被水珠堵塞、是否有气体流出，避免气相压力高于血相压力。

如果空气进入管路并未注入患者体内时，将需要严格实施意外处理方法：立刻阻断或减缓气栓前方靠近患者的动脉管路，ECMO 立即停泵；开放动静脉短路，同时夹闭静脉插管端，立刻调整呼吸机参数，满足全身循环需要；启动 ECMO 泵，通过短路使动静脉间建立连接，尽快排除管路内气体。如果气体已经进入患者，需要采取相应的保护措施。一旦 ECMO 系统如上所述停止运行后，根据患者体位尽可能采用头低脚高位；如果管路内的气泡排干净并确认无气栓后，可以重新开始 ECMO 支持并采用较高流量，以维持较高血压，达到将体内气栓推向末梢远端的目的。最后，查找进气原因并解决问题。

主要参考文献

［1］ MESSAI E, BOUGUERRA A, GUARRACINO F, et al. Low blood arterial oxygenation during venovenous extracorporeal membrane oxygenation：proposal for a rational algorithm – based management ［J］. Journal of intensive care medicine, 2016, 31 （8）：553 – 60.

［2］ OGAWA M, BALSARA K R, MASOOD M F, et al. Extracorporeal left ventricular circulatory support as a bridge to implantable LVAD for a patient with pan – left ventricular thrombosis ［J/OL］. ASAIO journal ［2016 – 08 – 22］. https：//www. researchgate. net/publication/306529438_ Extracorporeal_ left_ ventricular_ circulatory_ support_ as_ a_ bridge_ to_ implantable_ LVAD_ for_ a_ patient_ with_ pan – left_ ventricular_ thrombosis.

［3］ SINGH V, DAMLUJI A A, MENDIRICHAGA R, et al. Elective or emergency use of mechanical circulatory support devices during transcatheter aortic valve replacement ［J］. Journal of interventional cardiology, 2016, 29 （5）：513 – 522.

［4］ WILLIAMS M, CASHER J, JOSHI N, et al. Insertion of a left ventricular assist device in patients without thorough transplant evaluations：a worthwhile risk? ［J］. Journal of thoracic and cardiovascular surgery, 2003, 126 （2）：436 – 444.

［5］ 洪小杨, 周更须, 刘宇航, 等. 体外膜肺氧合在儿科心肺功能衰竭救治中的临床应用 ［J］. 临床儿科杂志, 2015, 33 （1）：5 – 8.

［6］ 刘欣伟, 柳云恩, 佟昌慈, 等. 体外膜肺氧合与传统机械通气在心肺辅助循环中疗效比较 ［J］. 创伤与急危重病医学, 2016 （1）：15 – 20.

［7］ BELLIATO M, DEGANI A, BUFFA A, et al. A brief clinical case of monitoring of oxygenator performance and patient – machine interdependency during prolonged veno – venous extracorporeal membrane oxygenation ［J/OL］. Journal of clinical monitoring and computing ［2016 – 08 – 24］. https：// link. springer. com/article/10. 1007/s10877 – 016 – 9927 – 4.

［8］ CHICOTKA S, ROSENZWEIG EB, BRODIE D, et al. The "central sport model": extracorporeal membrane oxygenation using the innominate artery for smaller patients as bridge to lung transplantation [J/OL]. ASAIO journal [2016 – 08 – 22]. https: //www. ncbi. nlm. nih. gov/pubmed/? term = The + % 22 central + sport + model% 22% 3A + extracorporeal + membrane + oxygenation + using + the + innominate + artery + for + smaller + patients + as + bridge + to + lung + transplantation.

[9] BISCOTTI M, BACCHETTA M. The "sport model": extracorporeal membrane oxygenation using the subclavian artery [J]. The annals of thoracic surgery, 2014, 98 (4): 1487 – 1489.

[10] SCHOENRATH F, HOCH D, MAISANO F, et al. Survival, quality of life and impact of right heart failure in patients with acute cardiogenic shock treated with ECMO [J]. Heart and lung, 2016, 45 (5): 409 – 415.

[11] BOLLIGER D, ZENKLUSEN U, TANAKA KA. Point – of – care coagulation management algorithms during ECMO support: are we there yet? [J]. Minerva anestesiologica, 2016, 82 (9): 1000 – 1009.

[12] RANUCCI M. Coagulation, anticoagulation, and inflammatory response [M] // RANUCCI M, FESC. ECMO – Extracorporeal life support in adults. Milan: Springer, 2014: 77 – 90.

[13] CHIERICHETTI M, SANTINI A, PAGAN F. ECMO in nonintubated patients as a bridge to lung transplant: our experience [J]. Critical care, 2012, 16 (1): 97.

[14] TULMAN D B, STAWICKI S P, WHITSON B A, et al. Veno – venous ECMO: a synopsis of nine key potential challenges, considerations, and controversies [J]. BMC anesthesiology, 2014, 14 (1): 65.

[15] BUTT W, MACLAREN G. Concepts from paediatric extracorporeal membrane oxygenation for adult intensivists [J]. Annals of intensive care, 2016, 6 (1): 20.

[16] DOYMAZ S, ZINGER M, SWEBERG T. Risk factors associated with intracranial hemorrhage in neonates with persistent pulmonary hypertension on ECMO [J]. Intensive care medicine. 2015, 3 (1): 6.

[17] 盛晓华, 李军辉, 范瑛, 等. 阿加曲班抗凝法在伴有血小板减少的脓

毒血症患者行连续性肾脏替代治疗中的应用 [J/CD]. 中华临床医师杂志（电子版），2015，9（23）：4272 – 4276.

[18] 高国栋，龙村，胡强，等. 体外膜肺氧合支持治疗期间机体凝血功能的动态变化 [J]. 实用临床医药杂志，2015，19（9）：9 – 11，17.

[19] KRUEGER K，SCHMUTZ A，ZIEGER B，et al. Venovenous extracorporeal membrane oxygenation with prophylactic subcutaneous anticoagulation only：an observational study in more than 60 patients [J]. Journal of artificial organs. 2017 ，41（2）：186 – 192.

第八章　ECMO 相关并发症的
预防及处理

ECMO 过程中普遍容易出现各种并发症。ECMO 过程中发生的并发症主要表现为 ECMO 系统机械性相关并发症和患者相关并发症两个方面。

第一节　ECMO 系统机械性并发症的预防及处理

一、血栓形成的预防及处理

ECMO 系统内的血栓形成是呼吸及循环支持过程中最常见的机械性并发症之一。

（一）原因

1. 抗凝不充分及非生物材料管路的应用

ECMO 系统管路的非生物材料可激活血液中的凝血机制，是 ECMO 装置内血栓形成的重要及基础原因。此外，为控制严重出血，常采取控制抗凝的方法，造成长时间抗凝不充分，容易导致 ECMO 系统的血栓形成。

2. ACT 监测不及时

ECMO 期间凝血功能可因众多因素的影响而出现波动。若 ACT 监测不及时，ACT 超出正常范围，就会引起血栓。

3. 血流过缓

由于 ECMO 过程中血液仅处于不完全抗凝状态，当辅助循环流量过低或暂停辅助时，由于在 ECMO 系统内血液流动缓慢或停滞，凝血系统容易被人工装置的非生物表面激活；此外，局部形成的微小血栓也可因血流缓慢或停滞而迅速增大，导致在 ECMO 系统内形成血栓。

（二）预防及处理

1. 完善抗凝治疗方案

应根据使用的 ECMO 装置生物相容性不同、辅助流量不同及患者状态的差异（主要是出、凝血状况），及时调整肝素用量和正确补充凝血因子。此外，ECMO 患者稳定的血液抗凝还有赖于对外科出血的有效控制。

2. 定期监测 ACT

ECMO 过程中需要定期测定 ACT 值。在没有明显出血的情况下，维持 ACT 在 150～200 s，并根据 ACT 值的变化，调整肝素进入的速度；在有明显出血的情况下，可减少或暂停肝素使用，适当降低 ACT 值（ACT 可暂时降低至 130～160 s）。在不充分抗凝状态下，除需要密切监测 ACT 外，更需要注意 ECMO 系统内，特别是氧合器中是否出现血栓，并在出血受到控制后恢复正常的血液抗凝状态。

3. 维持 ECMO 系统一定的血流量

在循环或呼吸辅助过程中，要维持 ECMO 系统一定的工作流量。在暂停或撤离 ECMO 过程中，需要立即开放 ECMO 系统的动静脉旁路，以保证 ECMO 系统，特别是氧合器内，不会因血流过缓或停顿引起的血栓形成。

4. 更换局部或整套 ECMO 装置

对 ECMO 系统严重血栓形成，特别是血栓形成影响心、肺辅助效果或可能导致患者出现循环血管栓塞等严重后果时，如短时间内仍不允许结束辅助，应积极对有血栓形成的 ECMO 局部装置或整套 ECMO 系统进行更换。

5. 肝素涂层 ECMO 管道

肝素涂层 ECMO 管道及装置可提高 ECMO 系统的生物相容性，减轻循环、呼吸辅助过程中包括凝血系统在内的血液成分的激活，降低对肝素抗凝的依赖，减少 ECMO 过程中血栓形成的风险。

二、插管问题的预防及处理

在 V－A ECMO 时，新生儿一般选择右侧颈内静脉、右颈总动脉置管；成人多选择股动、静脉插管；心脏手术后也可继续使用手术过程中的右心房或腔静脉、升主动脉插管。V－V ECMO 时，小儿多选择右侧颈内静脉置入双腔管；成人多选用股静脉、右侧颈内静脉插管或双侧股静脉插管。插管时及插管后辅助过程中，可因操作或患者的原因发生意外状况。

（一）原因

1. 插管位置异常

静脉插管位置的异常可使 ECMO 静脉引流量和辅助灌注流量受限；灌注插管位置异常将导致灌注阻力上升及动脉管道与插管连接崩脱、局部血管损伤或导致辅助循环血流的异常分布。颈总动脉插管过深或方向错误，可使插管进入升主动脉或穿过主动脉瓣，或进入降主动脉、锁骨下动脉。颈总动脉插管进入升主动脉时会影响左心输出，心脏后负荷增加可导致左心室功能衰竭；插管穿过主动脉瓣可导致主动脉瓣反流；动脉插管进入降主动脉，可因 ECMO 供血不能与自身循环供血进行及时和充分的混合，致使心脏和脑组织得不到充分氧合血流的灌注；从无名动脉开口至其发出右锁骨下动脉分支，小儿患者通常仅 $1 \sim 1.5$ cm，如果颈总动脉插管的灌注血流选择性进入右锁骨下动脉，在进行呼吸支持时则可出现右上肢为 ECMO 氧合血流灌注，而身体的其他部位仍处于缺氧状态。此外，颈总动脉插管固定阻断带过紧可使动脉插管管腔狭窄，导致灌注阻力上升。颈内静脉插管可能进入锁骨下静脉或穿过卵圆孔；右心房解剖学异常也可干扰静脉回流。股静脉插管位置直接影响静脉引流量，如插管尖端未能置入右心房，可能导致 ECMO 辅助流量受限或静脉引流管过度负压。

2. 插管松脱

外周血管插管松脱可导致局部出血。颈内静脉插管局部的松脱可导致纵隔大量出血。此外，静脉插管松脱可因静脉系统内负压而导致空气进入ECMO系统，空气进入引起的空气栓塞导致静脉引流不畅。大量空气进入静脉引流管还可能导致空气进入动脉管路，造成患者的动脉系统空气栓塞。

3. 插管处血管受损

插管处血管受损主要表现为血管壁被穿破或动脉夹层形成。血管壁被穿破主要表现为局部出血，特别是动脉血管壁被穿破；动脉夹层形成导致的损伤则主要体现在夹层沿动脉壁的延伸，如颈总动脉插管出现动脉夹层时可扩展至升主动脉，股动脉插管时形成的动脉夹层可逆行扩展至降主动脉。

（二）预防及处理

1. 插管定位

在血管插管后需要进行 X 线检查或超声检查，及时对插管位置进行确认，特别是颈部插管和股静脉插管。由于常规胸部 X 线片有时不能发现插管位置的异常，临床需要使用超声检查确认插管位置，如经食管超声显示股静脉引流管在右心房及下腔静脉，以及颈静脉插管开口的位置和引流状态。在 ECMO 过程中，灌注阻力和静脉引流量的异常改变常提示插管位置变化，需要再次进行相关检查以确认插管位置，并在影像学检查的指导下及时进行必要的调整。

2. 插管固定

插管位置确认后，需要对插管进行妥善的固定，术中注意观察静脉引流状态和灌注阻力的变化及插管局部状况，及时发现和处理插管松脱。此外，在 ECMO 支持期间应给患者充分的镇痛、镇静治疗，避免患者因烦躁导致插管移位或脱出。

3. 修复损伤的血管

一旦确认血管损伤，需要进行重新插管；如果原位重新插管有困难，则需要改变插管位置，并尽可能对原插管位置的血管进行相应外科修复。此外，在 ECMO 过程中出现不明原因血红蛋白浓度降低时，需要排除插管局部出血。

三、设备故障的预防及处理

（一）氧合器功能异常

氧合器功能异常是 ECMO 过程中常见的机械性并发症之一，主要表现为血浆渗漏、气体交换功能下降、血栓形成等。在长时间 ECMO 辅助过程中，氧合器失功能是 ECMO 系统无法避免的并发症。

1. 原因

（1）氧合器超出安全工作时限：因人工材料的原因，各种氧合器均存在一定的安全工作时限，包括气体交换性能和氧合器结构完整性的保持。

（2）气体交换膜损毁：ECMO 常规使用膜式氧合器（中空纤维或硅胶

膜），受人工材料特点的影响，不同的气体交换膜均具有从数小时至数周的安全工作时间限制，而 ECMO 过程中的一些额外因素，如高流量辅助、使用丙泊酚等脂肪乳剂、抗凝不良等，可能缩短气体交换膜的安全工作时限。膜结构的异常，一方面，可能引起血液成分从血相渗入导致血浆或血液渗漏，同时导致气体交换功能障碍；另一方面，漏入氧合室气相的血液成分可能引起气排出受阻和气相压力上升，后者发展到一定程度（气相压力超过血相压力）时可使气体进入血相，导致空气进入 ECMO 动脉系统，进而发生空气栓塞的严重后果。

（3）密封性破坏：氧合器在常温下长时间工作或术中受一些药物的影响，可出现氧合器密封性破坏。

2. 预防及处理

（1）选用安全工作时限长的氧合器。ECMO 对设备和装置的主要要求之一是氧合器具有足够长的安全工作时限。要尽可能选用安全工作时限长的氧合器。如在紧急情况下需要使用普通氧合器以尽快建立循环或呼吸支持，则需要在患者情况稳定后综合评价患者状态，对需要长时间辅助的心肺支持，要适时更换为可长时间工作的氧合器，如硅胶膜式氧合器。

（2）密切观察氧合器的工作状态。提示氧合器失功能的表现主要包括以下方面：①气体交换功能下降；②氧合器内见血栓形成；③氧合器跨膜压力差显著增大；④严重血浆渗透；⑤血液破坏增加（如血小板数量显著下降、血浆游离血红蛋白及纤维蛋白单体水平明显上升）、氧合器密闭性破坏。ECMO 过程中需要密切观察氧合器的工作状态，对氧合器的有关工作参数定期记录及动态评价其变化，特别是在氧合器的使用达到或接近其产品说明书提供的安全工作时限时。ECMO 过程中应尽量避免静脉使用丙泊酚等脂肪乳剂。

（3）更换氧合器。ECMO 要求有备用氧合器及整套 ECMO 装置，更换氧合器及整套 ECMO 装置应列为 ECMO 过程中的常规操作之一。在氧合器不能维持正常的工作状态及暂时不允许终止 ECMO 辅助时，即需要考虑更换氧合器或整套 ECMO 装置。为方便和安全更换氧合器，以及保证在此过程中 ECMO 辅助平稳，在 ECMO 系统安装时，可在氧合器上、下游管道通过"Y"形接头设置双重管道，以便在不中断 ECMO 连续性的条件下进行氧合器更换。

（4）终止 ECMO。在出现需要更换氧合器或 ECMO 装置的指征时，对经过相对足够长时间 ECMO 支持的患者，在更换装置之前可对患者的自身呼吸和循环功能的恢复情况进行评估。对达到或接近 ECMO 撤离条件的患者可考虑试停 ECMO，必要时可配合使用血管活性药物、其他循环辅助装置如 IABP 及调高呼吸机通气参数等方法，帮助 ECMO 撤离。

（二）离心泵故障

1. 离心泵停止工作

在 ECMO 运行过程中，如果出现电源中断、UPS 电池耗尽、机械故障等情况，会使离心泵停止工作；应避免这类情况的发生，及时使用应急手摇柄驱动离心泵维持血流，直至找到原因；应检查离心泵电源、开关，及时恢复电源，并备有 UPS，防止电源被人为断开；查看离心泵是否有异常声音，如出现异常，及时通知工程师。

2. 离心泵头故障

在 ECMO 中，如泵头出现噪声，可能是因为耦合剂干燥、泵头内出现血栓。如发现耦合剂干燥应重新添加耦合剂，长时间 ECMO 支持应定期添加耦合剂；如泵头出现血栓，应更换泵头。

在 ECMO 中如发现无流量显示或流量显示不稳定，应及时调整传感器位置，急查 ACT，如偏低，追加肝素。

（三）监视器异常

Transonic HT109 采用可重复使用的、夹式流量感受器，流量过高、过低时可报警。气泡探测器在 $300 \sim 600 \mu L$ 的气泡时就能触发报警。必须注意，快速输入不同密度的液体（如血小板）也会触发报警。

（四）管路异常

管路异常情况分为管路内进入气体和管道堵塞。

（1）管路内进入气体：常见于静脉引流管（负压端）上的三通开关被打开，吸入气体；静脉插管松脱。如发现大量气体即将进入离心泵头，导致灌注无流量，需立即钳夹氧合器血液流出管及静脉引流管，停机，将气体排出。同时立即检查进入原因，并做处理。尽快恢复循环，以免造成 ECMO

系统凝血。

（2）管道堵塞：可能是因为管道曲折、受压或血栓形成，应先检查管道有无曲折、受压，若无，急查 ACT，如偏低，追加肝素；检查管道有无血栓，如有，需更换 ECMO 系统。ECMO 管道应作为保护重点，尤其在护理患者时避免管理受压、扭曲、打折。

四、空气栓塞的预防及处理

ECMO 为密闭系统，ECMO 系统的空气栓塞不仅可能中断 ECMO 的正常运转，影响循环或呼吸辅助效果；而且进入 ECMO 动脉系统的空气更可能导致患者体循环或肺循环的动脉空气栓塞，危及患者生命。

（一）原因

1. 静脉系统空气栓塞

静脉插管局部密封性受损，可导致空气进入 ECMO 静脉引流管和静脉回流血囊。开动血泵时静脉引流管被钳夹或呈扭结状态，或静脉回流血囊为预充模式时，在泵的静脉端管路内可因明显的负压状态而导致气体从血液中析出形成微小气栓；插管局部密封性不良时，可因静脉管路内的负压导致大量空气进入。静脉系统空气栓塞一方面可在不同程度上影响静脉回流；另一方面，在使用离心泵进行 ECMO 辅助时，大量空气的进入可导致离心泵失去功能。进入静脉管路的少量空气可被静脉回流血囊或氧合器捕捉，但大量空气则可能导致空气进入动脉系统。

2. 动脉系统空气栓塞

ECMO 作为密闭系统，当大量空气进入静脉系统而未能进行及时处理时，可导致空气进入氧合器及动脉管路，进入动脉管路的空气容易泵入患者循环系统而造成严重后果。ECMO 过程中，操作或控制不当也可导致 ECMO 系统的空气栓塞。血液过度氧合导致氧合后动脉血氧分压过高，氧气可能从血液中析出形成气栓；对氧合器内气体交换膜的撞击或 ECMO 辅助环境为低气压状态（如未进行加压的机舱）时，可在氧合器的高位形成气泡。最具危害性的空气栓塞原因为氧合器气体交换膜出现破口，氧合室气体交换膜的破损可导致血液漏至氧合室的气相，漏出的血液可流至位置较低的氧合室排气口，血液从排气口滴出、积聚或形成血块，如血块阻塞了排气口，则可使氧合室气相压力不断升高，当氧合室内气相压力超过血相压力时，大量气体可经破损的气体交换膜进入血相，并可迅速出现在动脉管路中，极易造成患者循环系统的严重空气栓塞。

（二）预防及处理

避免 ECMO 系统空气栓塞的方法主要在于预防和尽早发现可能出现问题的迹象。出现空气栓塞时要迅速反应。

1. 控制动脉血氧分压水平

在 ECMO 过程中，通过控制氧合器供气量及供氧浓度，在连续静脉血氧饱和度或连续动脉血气监测及动脉血气分析的协助下，避免过度供氧，保持 PaO_2 在 600 mmHg 以下水平。

2. 避免静脉端过度负压

注意观察静脉血囊或静脉引流负压状态。严格禁止在 ECMO 静脉通路上使用额外的管钳，避免静脉端过度负压状态。

3. 及时驱除进入的气体

对进入 ECMO 静脉系统及氧合器的空气，需要及时驱除。少量进入静脉管内的空气可随静脉回流被静脉血囊或氧合器捕捉，及时发现后可经人工排出 ECMO 系统，对 ECMO 辅助可无明显影响；大量空气进入则需要暂停 ECMO 辅助，在排尽静脉管内的空气或对 ECMO 系统进行重新预充，并恢复静脉插管局部密封性后，重新开启 ECMO 辅助。同时，对各种引起气体进入 ECMO 系统的原因进行排除。

4. 监测氧合器气道压力

氧合器供气管道或排气管道的压力变化可一定程度上提示氧合器是否有血液从血相进入气相。作为 ECMO 工作常规，需要对氧合器气道压力进行定期观察。特别是在氧合器排气口出现血浆渗漏现象时，更需要密切注意氧合器供气管道的压力变化。

5. 避免空气进入体内和减轻空气栓塞损伤

如发现气体进入 ECMO 动脉系统，应立即停泵和钳夹动脉管路，同时钳夹静脉回流管及开放 ECMO 动静脉旁路，以避免空气进入体内。同时，通过手控通气或将呼吸机设置恢复至 ECMO 前通气参数，调整血管活性药物的用量，尽可能维持患者循环及呼吸的相对稳定。如怀疑空气进入患者体内，则将患者转为头低体位，以避免可能进入患者体内的空气导致脑动脉栓塞。在消除 ECMO 系统进气原因及 ECMO 系统充分排气后，安全恢复 ECMO 辅助。如空气已进入患者体内，在条件许可而患者循环呼吸系统稳定的前提下，可尽快进行高压氧治疗。

6. 离心泵的使用

ECMO 采用离心泵作为动力装置，可避免大量空气泵入 ECMO 动脉系统或患者体内。

第二节　ECMO 患者并发症的预防及处理

据 ELSO 报道，ECMO 过程中超过 2/3 的患者可出现不同类型和程度的并发症；ECMO 支持患者并发症常为相伴出现，发生并发症的患者平均每例 2.2 次；无并发症发生的 ECMO 支持患者的生存率高达 94%。因此，对 ECMO 支持患者并发症的预防、及时诊断和处理是 ECMO 成功的关键。ECMO 过程中患者相关并发症主要包括以下几个方面。

一、出血的预防及处理

出血不仅是 ECMO 过程中最常见的并发症之一，也是对 ECMO 患者最具威胁和最难处理的并发症之一。临床可直接表现为血液通过切口渗出至体表或流至体腔，还可间接表现为血红蛋白浓度进行性降低、静脉引流量下降、中心静脉压降低、脉压降低和心率增快等。出血最常发生的部位为插管位置；如果患者为外科手术后，出血也可以出现在手术野。此外，由于全身性凝血功能障碍，以及患者对 ECMO 和外科手术及体外循环的应激反应，出血还可以发生在颅内、胃肠道、尿道、气管内等部位。

（一）原因

1. 局部止血困难

局部止血困难主要表现为 ECMO 血管插管处和外科手术后手术野的止血困难。新生儿颈部插管局部常存在中度的渗血（＞10 mL/h）；无论是动脉插管还是静脉插管，均可因局部固定不当或插管时周围组织止血不彻底而导致局部渗血。心脏外科手术后需要 ECMO 支持的患者通常已经历了长时间体外循环，由于凝血因子的损耗和心脏术后不能使用鱼精蛋白完全中和肝素，加上心脏切口、胸骨和组织创面，患者常表现为 ECMO 过程中胸腔内出血。非颈部切口的严重出血可能有很大的危险性，必须确定其部位。血红蛋白下降、心率增快、低血压或 V – A ECMO 中 PaO_2 上升是提示急性出血的征象。颅内、胃肠道、胸腔内、腹腔和后腹膜出血都可以在 ECMO 患者中看到。因此突然的改变如抽搐、瞳孔散大、脉压小（心脏压塞）、腹部膨隆、血便或胃管引流物为血性时，需要立即行超声或 CT 检查。做侵入性操作的患者出血的危险增加，例如，先天性膈疝修补的患者术后出血的可能性增加。开胸、耻骨上膀胱吸引、穿刺术、腰椎穿刺或血管内置管，这些在非ECMO 患者中常用的操作对 ECMO 患者来说出血的危险性相当大。当出血发生在胸腔内、腹腔或后腹膜腔时，应该进行有效的引流和（或）探查，若任由出血以致填塞，经常能引起严重的血流动力学失代偿。

2. 全身肝素化和凝血机制受损

根据使用装置的不同，ECMO 过程中需要进行不同程度的全身肝素化，以避免人工装置内血栓形成。此外，由于人工装置的介入、血液流变学的改变及临床与凝血功能相关的治疗，ECMO 过程将对凝血系统产生明显的影响，包括凝血因子损耗，特别是血小板数量和聚集功能显著下降，以及凝血因子补充不足等。此外，极少数患者也可能出现肝素诱导性血小板减少症（heparin – induced thrombocytopenia，HTT），导致严重凝血功能障碍。ECMO系统具有大量的非生物表面。在 ECMO 过程中，特别是在 ECMO 启动的初期，随着血小板在人工装置非生物表面的聚集及血小板性状的改变，以及血小板在体内肝脏、肺脏及脾脏的隔离，血液中血小板含量减少；此外，血液稀释、组织缺氧及肝素的作用等，也可减少血液中血小板含量。ECMO 过程中循环血小板计数的明显降低，可导致已存在的出血加剧或出现新的出血。凝血机制受损，一方面可导致 ECMO 插管局部或手术创面的出血和止血困难；另一方面还可能导致内脏器官出血，如颅内、胃肠道、尿道、气管内、腹腔及腹膜后等部位的出血，临床上也可表现为多个部位的同时出血。

3. 其他原因

在导致新生儿 ECMO 颅内出血的原因中，除凝血机制受损外，低氧血症、高碳酸血症、组织缺血、低血压或血压过高、脓毒血症、静脉压上升、癫痫发作、产伤、晶体或高渗溶液快速输注、机械辅助通气等，均可作为导致新生儿颅内出血的相关因素。在右侧颈总动脉和颈内静脉插管 V - A ECMO 时，可能出现脑动脉供血减少及脑静脉压力升高，不仅可能导致右侧中枢神经系统损伤，同时也可能成为颅内出血的原因。此外，ECMO 可导致机体出现应激反应，主要表现为胃肠出血。

（二）预防及处理

目前对于出血并发症仍缺乏确切有效的预防措施，在临床应用时注意以下原则，可减少此类并发症的发生。

1. 适度抗凝

ECMO 期间抗凝不足，ECMO 系统有血栓形成的风险；而抗凝过度又常引起致命的出血并发症，维持合适的抗凝状态非常重要。如抗凝不足时，追加肝素应先从小量开始，直至达到 ACT 要求。

2. 定时监测 ACT

ACT 监测仪的稳定性和患者对抗凝的个体差异常使不同患者 ACT 安全范围变化较大。临床实际工作中应密切观察，定时监测 ACT 和控制 ACT。

3. 止血药物应用

ECMO 支持期间适当使用前列环素类或抑肽酶等药物，以减少术后出血，防止血栓形成。

4. 监测并补充血小板

ECMO 期间血小板消耗较为严重，一般血小板应维持在 $> 50 \times 10^9/L$，低于该水平应及时补充。

5. 活动性出血预防和处理

（1）避免不必要的穿刺操作：开始 ECMO 后，除非必须，应维持原有的静脉通路，尽量避免在 ECMO 过程中建立新的静脉通路。应避免皮下注射和肌内注射。血标本应从体外循环管路和动、静脉通路中采取，避免动脉或静脉穿刺采血。在进行护理操作如吸痰、放置鼻胃管和口腔护理时，要非常注意保护黏膜，避免损伤出血。一旦发生出血，由于患者处于体外循环状态，出血很难被止住。如果出现较大量的血液丢失，应及时补充血液制品。降低 ACT 水平，有助于控制出血，但 ACT 减低同时 ECMO 管路血栓形成的机会增大，而且管路失效需要更换的时间可能缩短。

（2）加强外科止血：ECMO 血管插管后，可使用电烙止血或使用局部止血剂对手术创面进行细致的止血。为减少插管处出血，也可在缝合皮肤切口前局部使用止血材料，在拔除插管时再将止血材料清除。在 ECMO 过程中如发现局部插管处切口出血，可通过局部加压、使用局部止血剂和局部注入冷沉淀表面胶。如局部治疗无效，则可根据辅助情况适当减少肝素用量，调整 ACT 至 120～160 s，并注意补充血小板，使血小板计数 > 100×10^9/L。如颈部切口出血连续 2 h 超过 10 mL/h，则需要重新暴露切口进行电烙止血，并在使用局部止血措施后再缝合切口。如插管处有明显出血则需要重新暴露止血，必要时需要更换插管部位。外科手术后患者的 ECMO，出血也表现为手术创面渗血，即使是创面很小的手术。与插管部位的出血不同，手术野的出血常需要根据对临床表现改变的动态观察进行判断，例如，血细胞比容降低、心率加快、血压下降、V－A ECMO 时与患者肺部状态改善不相符的 PaO_2 上升等，均间接提示了患者的出血状态。对术野出血，需要通过对相关临床表现密切观察以及时诊断，同时调整机体的抗凝状态和补充凝血因子。必要时需要再次手术探查，通过使用电烙或结扎动脉和局部使用纤维蛋白胶等止血措施，以控制 ECMO 过程中的外科出血或渗血。

（3）凝血机制的保护：稳定的血液抗凝是避免或减少 ECMO 过程中出血并发症发生的重要措施之一。术中定期检测 ACT 或凝血和血小板功能、血小板计数和血浆纤维蛋白原含量。在术中血小板计数 < 100×10^9/L 和血浆纤维蛋白原 < 1.0 g/L 时，应常规进行相应的补充。通过调整肝素的维持用量，使 ACT 在安全范围（150～200 s）。对有明显出血或可能发生出血并发症的高危患者，纤维蛋白原浓度应维持在 1.5 g/L 以上，ACT 可控制在 140～180 s。在顽固性凝血因子损耗及凝血功能障碍的情况下，更换 ECMO 装置有时可纠正凝血功能异常。对肝素诱导性血小板减少症患者，可选用其替代药物进行抗凝治疗，如阿库曲班和重组水蛭素等。肝素涂层的 ECMO 系统因其更好的生物相容性拓展了 ECMO 的应用领域，抑制了 ECMO 过程中血小板、白细胞、补体和激肽系统的激活，减轻了 ECMO 过程中对肝素的依赖及对凝血机制的影响，减少了出血和血栓形成及相关并发症。静脉输注抗纤溶药物如氨基己酸，可减轻 ECMO 过程中出血相关并发症的发生。氨基己酸的使用方法：在 ECMO 插管前后，按 100 mg/kg 静脉滴注；此后，在 ECMO 过程中按 30 mg/(kg·h) 静脉滴注。

（4）新生儿颅内出血的预防及处理：对新生儿患者，预防颅内出血是 ECMO 过程的重要工作之一。在 ECMO 之前需要常规行头颅超声检查，排除术前颅内出血（ECMO 的禁忌证）。术中需要密切监测可能导致颅内出血的各种相关因素，并及时进行处理。ECMO 过程中动脉收缩压过高（>90 mmHg）是新生儿颅内出血的重要发病原因之一，对动脉压力过高的患者需要有适当的治疗方案，包括使用硝酸甘油和卡托普利等降压药物。新生儿 ECMO 过程中一旦出现明显的颅内出血或原有出血灶扩大，应终止 ECMO 治疗。

（5）消化道出血的预防及处理：ECMO 预充常规使用甲泼尼龙（小儿 30 mg/kg，成人 500 mg），以减轻患者的全身性应激反应，降低消化道应激性溃疡的发生率。对 ECMO 过程中发生消化道出血的患者，在控制抗凝和补充缺失的凝血因子的同时，可使用冷生理盐水洗胃，或使用制酸剂如质子泵抑制剂和 H_2 受体拮抗剂，必要时可静脉使用垂体加压素收缩血管或局部加压止血。

二、肾功能不全的预防及处理

少尿是 ECMO 过程中的常见现象，特别是在 ECMO 开始后的 24~48 h。肾功能不全是 ECMO 除出血外最常见的并发症，主要表现为血浆肌酐（SCr）水平上升（>442 μmol/L 或持续>177 μmol/L）、氮质血症［血尿素氮（BUN）>18 mmol/L 或持续>9 mmol/L］、尿量减少［<0.5 mL/(kg·h)］及电解质和酸碱平衡紊乱等。临床上常需要进行 CRRT，以维持机体内环境相对稳定及等待和帮助肾脏功能恢复。

（一）原因

1. 肾脏供血或供氧不足

ECMO 前患者存在严重的循环或（和）呼吸功能不全，肾脏存在不同程度的缺血或（和）缺氧性损害。在 ECMO 过程中，血容量、灌注流量及血液携氧受到多方面因素的影响；随着灌注流量的增大，减弱了血流的搏动性，包括肾脏在内的组织灌注将受到不同程度的影响；ECMO 静脉引流不畅或静脉压上升，可引起毛细血管内液体成分外渗增加，造成肾静脉淤血，影响肾脏有效血液循环，肾小球滤过功能降低，导致肾功能受损。此外，大剂量缩血管药物的使用可通过血管的过度收缩，导致肾脏缺血性损害。

2. 毒性代谢产物及药物

ECMO 过程中的血液破坏和慢性溶血，可导致血浆游离血红蛋白水平上升。尽管肾脏具有良好的分解和滤出游离血红蛋白的能力，但血浆游离血红蛋白水平的显著上升可出现血红蛋白尿，并在肾小管内形成血红蛋白管型，直接损伤肾脏功能。胃肠道隐性出血也可导致氮质血症。外周血管插管可能导致插管侧远端肢体缺血甚至组织坏死，缺血肢体恢复循环后，大量肾脏毒性代谢产物释放入血，引起严重急性肾损伤。此外，感染导致的脓毒血症及药物如庆大霉素和卡那霉素等氨基糖苷类抗生素，也可对肾脏产生损害。

（二）预防及处理

1. 维持肾脏的血液循环和组织供氧

作为生命支持措施，ECMO 通过对患者心、肺功能提供相对足够的辅助，为包括肾脏在内的全身组织器官提供有效的组织灌注，包括维持足够的循环流量、动脉血压和血液携氧。保持通畅的静脉引流可减少毛细血管内液体成分渗出，维持肾脏血液循环和肾脏的有效滤过功能，为避免肾脏的灌注不足，ECMO 过程中应尽可能减少血管收缩药物的使用。

2. 减轻术中肾损害

ECMO 过程中维持适当的灌注流量和血液血红蛋白浓度，避免流量过大或血细胞比容过高导致额外的血液破坏。对出现肾功能不全表现的患者，需要控制液体入量并及时使用利尿措施；对出现血红蛋白尿的患者，使用碳酸氢钠碱化尿液，以减少血红蛋白在肾小管中沉积，降低游离血红蛋白的肾毒性。外周血管插管时要注意插管侧肢体的循环状态，防止末端肢体缺血复灌后导致的局部大量毒性代谢产物对肾脏的严重损伤。避免使用肾损害性药物。积极控制感染，避免毒血症或败血症。ECMO 过程中需要密切监测患者的尿量变化，及时发现和处理肾功能不全。此外，对 ECMO 过程中血浆肌酐水平上升或对大剂量呋塞米（1 ~ 2 mg/kg 静脉注射）反应差的患者，应常规行肾脏超声检查，以排除肾脏解剖学异常。

3. 肾脏替代治疗

ECMO 过程中的 CRRT 包括血液过滤和透析治疗（血液透析或腹膜透

析）。CRRT 可帮助肾脏排出代谢产物以维持机体内环境的稳定，等待肾功能恢复。此外，还可去除循环中的细胞因子而达到减轻全身性炎性反应的目的。在维持肾脏血液循环及利尿药物治疗效果不理想时，应积极进行血液过滤或透析治疗。可分别通过在 ECMO 系统中使用血液浓缩器进行血液过滤或通过血液透析进行 CRRT。ECMO 血液过滤或血液透析治疗的指征包括：①少尿或无尿；②循环血容量过多或血细胞比容过低；③高钾血症；④氮质血症。ECMO 过程中的连续血液过滤或血液透析，可良好地控制循环血容量、血细胞比容和血浆钾离子浓度水平。由于引起氮质血症的原因较为复杂，血液过滤或透析对其治疗的效果仍不确定。血液过滤的速度可达 10 mL/（kg·h）。血液透析的时间可根据患者需要，每天或隔天进行 3 ~ 4 h。也可使用腹膜透析治疗，与血液过滤或透析相比，腹膜透析效率相对较低。腹膜透析的安装应在患者血流动力学较平稳的状态下进行。一般情况下在 CRRT 支持下肾衰竭可以逆转，否则 CRRT 应维持到肾移植术后。

三、感染的预防及处理

脓毒血症既是 ECMO 的使用指征，也是 ECMO 术中的并发症之一。尽管 ECMO 过程中常规使用抗生素，但感染仍是其常见并发症之一，特别是在心脏手术后及长时间 ECMO 支持的患者中。主要表现为血液细菌培养阳性和全身性感染征象，如患者一般情况恶化、肺功能进一步下降、血清 C 反应蛋白上升及肝、肾衰竭等。ECMO 过程中严重感染多伴发多器官功能衰竭，并与患者的预后密切相关。尽管感染的风险很高，但在 ECMO 支持下发生全身败血症的发生率很低。即使出现全身败血症的症状，如肺炎链球菌感染，通过合适的抗生素治疗和充分引流也可以很快控制。但目前我国抗生素应用不规范，导致整体院内感染日益严重，部分致病菌如鲍曼杆菌，一旦导致败血症，患者预后往往不佳。如果所有的治疗措施采用后患者仍然出现菌血症，应调整抗生素，在不更换管道的前提下直到菌血症消失。如果仍然不行，而菌血症是患者治疗的主要问题，则应该换掉整个 ECMO 管路，因为管路中的小血栓可能被细菌感染。如果还不成功，应该将所有的血管内有创监测导管全部换掉。

（一）原因

1. 血管插管

作为体内异物，长期的血管插管及护理不当和局部血肿形成，是局部感染及诱发全身性感染的重要原因。

2. 非生物材料管道的使用

ECMO 系统人工装置的大量非生物材料管道可通过补体激活、白细胞及血管内皮细胞激活及炎性介质释放等众多因素，导致全身性炎性反应和机体免疫功能的紊乱。

3. 血液频繁与外界接触

ECMO 过程中因大量的血液标本的采集、静脉输液等多种操作，血液频繁与外界接触，增加了血液被污染的机会。

4. 肺不张

长时间使用呼吸机的患者，因麻醉和镇静药物的使用，患者容易出现痰液或气管内出血在气道内淤积，这可能导致肺不张，是肺部及全身性感染的重要诱因之一。

5. 肠源性感染

由于术前全身性组织的缺血或缺氧和大量血管收缩药物的使用，ECMO 患者肠系膜屏障功能受损，肠系膜通透性增加，肠道内细菌及毒素可被吸收入血，导致肠源性感染。

6. 机体抗感染能力降低

在 ECMO 长时间辅助过程中，血液与大量人工材料接触、补体和白细胞激活、单核吞噬细胞系统功能降低及白蛋白和免疫球蛋白生成减少等众多因素，可导致免疫功能紊乱及抗感染能力降低。此外，如患者合并营养不良、糖尿病或长期使用糖皮质激素或免疫抑制剂等，也可进一步降低患者的抗感染能力。

（二）预防及处理

1. 局部无菌操作

ECMO 过程中的各种操作均应高度重视无菌操作的原则，加强插管处局部皮肤的护理。在医疗及护理过程中，严格执行无菌操作，并尽可能减少血液与外界接触的机会。对局部形成的血肿和感染灶，及时进行外科处理。视患者全身状态恢复情况，尽早恢复经口进食，减少静脉输液及药物注射。

2. 加强肺部护理

定时吸痰，对常规气道清洁困难或出现肺不张的患者，可行纤维支气管镜检查和清除气道内黏稠的痰液及血块。对呼吸功能尚好的单纯循环辅助患者，如能脱离呼吸机，患者神志清醒并合作，则可考虑拔除气管插管，在清醒和自主呼吸状态下进行循环辅助。一方面可减少肺部感染机会；另一方面可帮助患者尽快恢复经口进食，促进胃肠功能恢复，降低肠源性感染风险。

3. 全身性抗感染措施

对 ECMO 患者需要常规使用抗生素治疗，预防感染发生。如患者表现出全身性感染征象，则应尽早进行血液细菌或真菌培养，并根据培养及药敏结果，针对致病菌使用相应敏感抗生素。根据患者的全身情况，特别是肝功能、肾功能、感染部位及程度和抗生素药物代谢动力学特点等，选择抗生素，必要时可联合用药。

4. 改善患者机体免疫及营养状态

营养支持是 ECMO 长时间辅助治疗过程中重要的组成部分，除常规的支持疗法外，应根据患者状态及时补充全血、新鲜血浆、人血白蛋白和免疫球蛋白等，避免 ECMO 期间严重的负氮平衡及机体免疫功能严重下降。控制糖尿病患者的血糖水平和及时纠正酮症酸中毒。

5. 缩短 ECMO 时间

应合理调整 ECMO 辅助的各项参数，为机体提供充分的循环或（和）呼吸支持。通过有效的心肺支持，尽可能缩短患者需要辅助的时间。此外，在 ECMO 支持过程中，定期评价患者循环或（和）呼吸功能恢复情况及各种并发症的发生迹象，适时终止 ECMO 辅助。

ECMO 期间感染发生率较高主要与手术创伤过大及插管时间过长有关，这些因素是血液感染发生率高的主要原因。在进行 ECMO 支持时，注意环境的清洁，保证各个操作环节严格无菌，合理使用有效的抗生素，缩短 ECMO 的时间，可减少感染并发症的发生。

四、中枢神经系统并发症的预防及处理

中枢神经系统损伤是导致 ECMO 失败的重要原因之一，尤其是对婴幼儿患者。主要临床表现包括脑水肿、脑缺氧、脑梗死和颅内出血等。与 V - V ECMO 相比，V - A ECMO 由于其直接的动脉灌注及颈部血管插管，更容易出现脑组织出血、供血不足或脑梗死。完全性脑梗死是 ECMO 最严重的并发症，是 V - A ECMO 状态下导致患者死亡的唯一原因。

（一）原因

1. 颈部血管插管

在小儿颈动、静脉插管 V - A ECMO 时，通常进行右侧颈总动脉及颈内静脉阻断，ECMO 结束时常结扎颈部血管。一般认为，颈部插管及血管结扎可通过对侧颈部血管进行代偿，对脑部供血不会产生明显影响及导致术中及术后中枢神经系统并发症。但也有学者认为，尽管 willis 环的前交通动脉可为右侧大脑提供血供，但右侧颈总动脉及颈内静脉插管及阻断仍有潜在的术中脑血流量降低、脑静脉压力升高及脑组织损伤的危险。有研究表明，术后结扎血管可出现同侧的缺血性脑损害，并影响患儿的中枢神经系统正常发育。

2. 栓子栓塞

在 ECMO 过程中，来自 ECMO 系统人工装置的各种栓子（包括空气、血凝块或异物等）可经动脉插管进入患者体循环动脉系统，造成包括脑组织在内的血管栓塞，脑血管的栓塞可引起局部出血。由于 ECMO 时血液一定程度的肝素化抗凝及患者凝血系统功能异常，脑组织的局部出血容易发展为广泛性出血和造成严重脑组织损伤。

3. 全身性缺血或缺氧

作为对供血或供氧要求最高的器官，脑组织对供血或供氧有较其他脏器更高的要求。需要 ECMO 支持的患者因其自身呼吸或（和）循环功能的严重障碍，术前存在明显的全身性缺血或缺氧和代谢性酸中毒。尽管在 ECMO 建立后可很大程度上改善循环和组织供氧状态，但 ECMO 过程中因非生理性循环、血管插管位置不当、血液稀释及可能出现的氧合器气体交换不良等因素，可能导致脑组织损伤的加重，或出现新的缺血或缺氧性脑损伤。此

外，缺血或缺氧的脑组织在恢复动脉供血时，可能出现缺血 – 再灌注或缺氧 – 再氧合损伤。

4. 凝血功能异常

凝血功能异常是脑出血及脑梗死的重要原因之一。由于血液与大量人工材料表面接触和抗凝治疗，ECMO 过程中患者凝血系统功能将发生不稳定的变化。ACT、血小板计数和血浆纤维蛋白原浓度等实验室检查出现异常改变，是发生脑部并发症的早期预兆。此外，过度的血液稀释不仅对凝血功能产生负面影响，而且可促进脑组织水肿的发生。

（二）预防及处理

1. 安全的血管插管

选择合适直径的血管插管，并用安全插管的相关技术。ECMO 开始后，使用超声或 X 线检查确认插管位置及评价局部血流状态，对可能出现脑组织灌注不良的患者，及时调整插管位置，或建立额外的灌注或引流通道。在拔除颈部血管插管时，尽可能修复血管。

2. 维持循环、气体交换及内环境稳定

在 ECMO 过程中，通过选择适当的辅助血流量、适时调整心血管活性药物用量和有效循环血容量，维持相对稳定的动脉血压，避免血压的过高、过低或短时间明显波动。密切监测患者动、静脉血氧饱和度和脑氧饱和度，及时纠正低氧血症和代谢性酸中毒，并通过提高供氧浓度及 ECMO 辅助血流量，维持组织循环有效灌注；密切关注氧合器的气体交换功能，确保有效的气体交换。此外，ECMO 期间保持正常的头位，以利于良好的颅内血供。为避免右颈内静脉血液淤滞，有人建议经颈内静脉向脑端置管，充分引流颅内血液，从而减轻脑淤血。患者充分镇静可减少 ECMO 期间躁动和癫痫的发生，降低脑组织氧耗。此外，在容量补充时应注意胶体渗透压（COP）的变化，尽可能将 COP 维持在接近生理值状态。

3. 维持凝血功能稳定

密切监测凝血系统功能，术中定期监测 ACT、血小板功能、血小板计数和血浆纤维蛋白浓度。通过调整肝素的用量使 ACT 在安全及稳定的范围，术中维持血小板计数不低于 100×10^9/L，对其他凝血因子缺乏者应使用冷沉淀、纤维蛋白原等相应凝血因子进行及时补充。

4. 中枢神经系统损伤的治疗

ECMO 过程中需对患者的中枢神经系统功能进行密切观察，可通过脑电图、经颅超声多普勒、脑氧饱和度监测和临床表现评价等措施，对中枢神经系统功能进行及时评估。对出现中枢神经系统损伤的患者，需要针对损伤的类型及程度进行相应的治疗，包括出血和凝血功能的调整、脑组织脱水的处理、超滤及使用利尿药物和置管引流等，并在条件许可的情况下尽快进行高压氧治疗。

5. 终止 ECMO

如 ECMO 术前即表现出明显的脑损伤，应放弃使用 ECMO 治疗方法。对 ECMO 术中出现的中枢神经系统严重受损，如出现明显的脑出血或原有出血范围明显扩大，或临床及物理学检查显示脑组织不可逆损伤及表现为脑死亡的患者，应放弃 ECMO 支持。对新生儿颅内出血也应放弃或终止 ECMO 治疗。

五、溶血的预防及处理

ECMO 人工装置及其控制过程无法避免导致不同程度的红细胞完整性破坏，血红蛋白溢出形成溶血。临床主要表现为血红蛋白浓度下降、血浆中游离血红蛋白浓度水平上升（>1.0 g/L）及血红蛋白尿等。ECMO 的溶血程度通常随辅助流量的增加、辅助时间的延长及血细胞比容的增加而加重。

（一）原因

1. ECMO 系统的非生物材料管路

ECMO 系统的非生物材料管路可通过血液中的变性蛋白、补体等物质的作用，改变红细胞膜的通透性，使红细胞出现肿胀、僵硬和变形能力下降，在其他外力的作用下红细胞容易破损和寿命缩短。

2. 剪切力和喷射力

在 ECMO 系统的人工循环中，血液将流经不同的装置、管道、连接和插管等通道。由于通道口径不同，血流状态的改变会引起血液因剪切力和喷射力的影响而导致红细胞的损毁和脆性增加。红细胞脆性增加，可导致红细胞寿命缩短，产生延迟性溶血。

3. 静脉引流负压过大

ECMO 过程中静脉引流不畅可导致静脉引流负压的明显增加，引起红细胞破坏。

4. 血泵的影响

离心泵长时间使用可在其轴心处产生血栓，造成离心泵转动不平稳或血栓在泵内转动，对红细胞产生直接机械性损伤。

（二）预防及处理

1. 控制辅助流量和血细胞比容

ECMO 过程中，应根据需要避免不必要的高流量辅助和维持适当的血细胞比容，尽可能减少红细胞破坏。

2. 控制静脉引流负压

ECMO 过程中控制静脉引流负压不超过 30 mmHg。在静脉引流量不足时，主要通过维持有效循环血量以保持静脉引流通畅，避免为保证足够灌注血流量导致的静脉引流过度负压。

3. 碱化尿液及维持尿量

出现血红蛋白尿时，使用碱性药物碱化尿液，并尽可能维持尿量 > 3 mL/（kg·h），以降低游离血红蛋白的肾毒性。

4. 更换 ECMO 装置

术中密切监测血浆游离血红蛋白浓度。对 ECMO 过程中无其他原因导致的严重溶血，特别是同时发现在 ECMO 装置内有血栓形成时，需积极更换局部或整套 ECMO 装置。

5. 缩短 ECMO 时间

通过提高心肺辅助效率和及时分析患者心肺功能恢复情况，尽可能缩短 ECMO 辅助时间。

六、高胆红素血症的预防及处理

高胆红素血症对中枢神经系统、心脏、肾脏及肝脏等生命重要器官均可能产生毒性作用，对新生儿患者危害更大。

（一）原因

1. 红细胞破坏

长时间循环或呼吸支持，可因红细胞在 ECMO 装置内机械性受损或红细胞寿命缩短导致肝前性胆红素生成增多，是 ECMO 血浆胆红素水平上升的主要原因之一。大量库存红细胞的使用，也将在输血后近期出现血浆内未结合型胆红素的明显上升。

2. 肝功能严重受损

在 ECMO 术前和术中，肝脏可因低血流量灌注或全身性缺氧，以及肝静脉在内的静脉淤血、ECMO 装置非生物表面、全身性感染引起的白细胞激活及炎性介质释放等众多因素导致的全身性炎性反应，使肝功能遭受不同程度的损害。肝细胞内胆红素代谢障碍导致血浆非结合型胆红素水平升高，肝脏水肿可机械性压迫毛细胆管和胆小管等肝内胆管，引起因胆红素排泄障碍导致的血浆结合型胆红素水平上升。此外，高胆红素血症一方面可直接对肝细胞产生损伤作用，另一方面可通过增加肠道对内毒素的吸收，对包括肝脏在内的全身组织器官产生损伤。

（二）预防及处理

1. 减少红细胞破坏

为预防高胆红素血栓症，应选用生物相容性好及对血液损坏较轻的 ECMO 装置。术中根据需要控制辅助循环流量和维持适当的血细胞比容，以减少红细胞损伤。此外，尽可能减少 ECMO 过程中各种原因导致的失血，以减少库血的使用。定期测定血浆游离血红蛋白浓度，并对其结果进行动态分析。在血浆游离血红蛋白水平明显和急骤升高时，需要分析其原因，必要时可考虑更换 ECMO 装置。达到肺功能恢复的目的后，尽早撤除 ECMO，以缩短机械辅助时间，减少血液破坏。

2. 肝功能保护

ECMO 过程中，积极控制感染并维持良好的全身组织氧合血液供应是避免或减轻肝损害的主要措施。术中密切监测肝功能变化，在出现肝功能损害时，及时采用相应治疗措施，避免肝功能不全诱发的多器官功能衰竭。

七、循环系统并发症的预防及处理

由于患者术前存在的心肌缺氧或（和）明显心功能不全，一方面，ECMO辅助为循环系统功能及血液携氧提供了不同程度的支持作用；另一方面，人工循环的介入可能导致循环系统的并发症，主要表现为动脉血压不稳定、心排血量降低、心肌顿抑、心腔内血栓形成、心律失常和心搏骤停等。

（一）原因

1. 心肌功能受损

ECMO时导致心肌功能受损的因素包括术前心功能不全和ECMO过程中出现的心肌损伤。缺氧是导致心功能不全的重要原因之一，特别是对新生儿ECMO病例影响更大。在ECMO支持的早期，可出现暂时的不明原因的心脏搏出压和排出量极度降低的现象，即心肌顿抑现象。大量的正性肌力药物可能增加心脏后负荷，同时还可能增加心脏不必要的耗氧及耗能。此外，过度的容量补充将增加心脏的前负荷，影响心脏功能的恢复。

2. 心脏压塞与张力性气胸或血胸

胸腔内出血不仅导致血容量的损失，在胸腔或（和）心包腔引流不畅的条件下还可引起心脏压塞。此外，对心脏手术后近期患者，ECMO期间血压过度升高也可因出血而增加心脏压塞的机会。心脏压塞将严重影响静脉回心血量和心排血量，主要表现为ECMO过程中进行性加重的贝克三联征，即静脉压升高、动脉压下降、心脏搏动微弱及心音遥远。同时还可表现为动脉血氧分压上升、脉压缩小和混合静脉血氧饱和度下降及ECMO流量不能维持。心脏压塞将严重影响循环血流动力学稳定，甚至导致心搏骤停。张力性血、气胸也有上述类似表现。

3. 心腔内血栓形成

在高流量 V – A ECMO 时，流经心肺组织的血流量将显著减少。血流速度缓慢，甚至血液在心腔及肺血管内滞留，加上ECMO时血液的不完全抗凝状态，容易导致心腔及肺循环内形成血栓，形成不可逆性损害。

4. 低钙血症及血钾离子浓度异常

ECMO无钙离子预充及其过程中加入库血制品可导致血浆钙离子水平降低，影响心脏收缩功能。ECMO过程中，大量输液和输血及对血液系统大量的干预性治疗、组织缺血或缺氧导致代谢异常、肾功能不全导致血浆钾离子浓度调节功能下降等因素，可导致血浆钾离子浓度在 ECMO 过程中出现异常，甚至引起心律失常和导致心搏骤停。

（二）预防及处理

1. 合理控制 ECMO 辅助流量

在 V - A ECMO 过程中，如患者出现心脏功能不全表现加重，可适当提高灌注流量，以补偿心脏舒缩功能减退导致的心排血量降低。但 ECMO 过程中提高灌注流量常受限于循环血容量不足或回心血量的减少，如血液或空气积聚在胸腔或心包腔而阻碍了外周静脉血回流。因此，术中需要注意容量的补充，及时诊断及处理静脉回流受阻的因素。高流量 V - A ECMO 辅助可能使流经心肺组织的血流量显著降低、心腔和肺血管血流速度缓慢，将增加血液破坏和缩短 ECMO 装置的安全使用时间。因此，在维持循环及气体交换稳定状态的前提下辅助流量不宜过高，并根据循环及呼吸功能的改善情况及时降低辅助流量。

2. 控制正性肌力药物的使用

ECMO 开始后，在循环功能稳定的前提下尽可能减少正性肌力药物的使用，特别是对以心脏辅助为主的患者，应通过适当控制灌注流量来维持相对较稳定的动脉血压，减少心脏做功，帮助心脏功能尽快恢复。

3. 及时处理心脏压塞和张力性血、气胸

一旦怀疑心脏压塞或张力性血、气胸，均需要立即进行相应的处理，如经皮置入胸腔引流管或在超声引导下置入心包腔引流管。必要时进行开胸探查，以对心脏压塞和张力性血气胸进行相应外科处理。对胸腔内出血较多的患者，特别是心脏手术后难以彻底止血的患者，为方便再次胸内止血，特别是避免心脏压塞对循环系统的严重影响，可采取延时关胸的方法。

4. 纠正电解质浓度异常

为保持心脏收缩功能稳定，在 ECMO 预充时，需要维持相对正常的预充液钙离子浓度；在 ECMO 过程中也需要监测血浆钙离子浓度，及时纠正低钙血症，特别是在补充库血时需要同时补充一定剂量的钙剂。密切监测血浆钾离子浓度，并通过调整输液中补钾浓度，以及通过利尿、透析、纠正酸中毒等相关措施降低血浆中钾离子水平，维持正常的血浆钾离子浓度。

5. IABP 及使用人工心脏

对明显左心功能不全的患者，可配合使用 IABP，以减轻左心后负荷及改善心脏舒张期灌注，帮助左心功能恢复。对单纯心功能不全，特别是对可能需要超过 2 周时间辅助的患者，为减少辅助循环的并发症，条件允许时可将 ECMO 过渡到人工心脏，进行相应的心室辅助循环。

八、肺部并发症的预防及处理

ECMO 过程中，肺部相关并发症包括胸腔出血、气胸、肺水肿、肺出血、肺不张及肺部感染等。肺部并发症不仅可导致自身呼吸功能进一步障碍，同时还对心肺功能的恢复产生负面影响及延长 ECMO 辅助时间。

（一）原因

1. 左向右分流

ECMO 的启动可能导致新生儿动脉导管开放。通过动脉导管的持续左向右血液分流，可降低体循环有效循环血流量，同时还可因肺动脉的高压灌注导致新生儿肺水肿。

2. 体循环缺血或缺氧

体循环缺血或缺氧可导致肺组织营养血管供血或供氧不足，肺部组织的缺血或缺氧可造成肺毛细血管通透性增加，导致肺组织水肿。

3. 气道管理不当

长时间使用机械辅助呼吸及患者处于镇静状态，痰液或气道出血可在气管或支气管内淤积，可导致肺不张及肺部感染。

4. 凝血功能障碍

ECMO 过程中不同程度的全身性抗凝治疗和凝血因子的消耗将导致凝血功能障碍。由于开胸手术患者存在手术创面或术中肺组织损伤，ECMO 过程中，特别是开胸手术后的近期，可能出现胸腔内出血和肺组织内出血。前者如胸腔引流不畅可导致肺组织膨胀受限和肺不张；后者则直接引起肺组织实变。

5. 肺组织的炎性反应

血液与 ECMO 系统人工装置大量的非生物表面接触，可通过补体活化、白细胞和血管内皮细胞激活及炎性介质的释放等众多因素导致全身性炎性反应。由于肺组织的结构特点，炎性反应在肺部的表现尤为明显，可表现为肺组织毛细血管的功能及结构受损，导致肺组织炎性渗出、肺水肿、肺出血，并可进一步并发肺部感染。

6. 大量输注库存血

ECMO 过程需要维持相对足够高的血细胞比容，以保证血液的携氧能力。由于出血是 ECMO 常见并发症，大量或长时间失血必然要求输入相应量的血制品，大量失血和输注红细胞不仅影响血液的凝血功能，同时也增加了肺血管栓塞的机会。

（二）预防及处理

1. 限制容量补充

新生儿 ECMO 动脉导管开放导致左向右分流者，临床可表现出 $PaCO_2$ 降低、外周组织灌注不良、尿量减少、酸中毒、ECMO 流量需求上升及容量需要增加。可行多普勒超声或血管造影检查进行确诊。有人使用吲哚美辛静脉注射治疗新生儿动脉导管开放，但其对血小板功能及凝血系统的影响，可能增加患儿出血的危险。对新生儿 ECMO 时动脉导管开放，多无须使用外科结扎的方法，可在维持相对足够支持流量的前提下采用控制容量特别是控制低渗液体补充的方法。术中补充容量时需要密切注意胶体渗透压的变化，避免低渗透压导致或加重肺组织水肿，直至新生儿的动脉导管闭合。但此对策可能额外增加 ECMO 辅助的时间。

2. 减少失血

通过密切监测凝血功能和维持适度及稳定的血液抗凝状态，可减少因凝血功能不稳定而导致肺及胸腔内出血。彻底止血是防止大量或长时间失血及减少使用库存血制品的最主要方法。条件允许时，尽可能使用储存时间较短的库存血，或使用血液回收机对库存红细胞进行清洗后再输入体内，特别是对小儿病例。

3. 积极处理张力性血、气胸

对出现张力性血、气胸的患者需要立即进行胸膜腔穿刺置管引流，并及时消除导致血、气胸的原因。

4. 做好机械通气及气道管理

ECMO 期间将呼吸机通气参数调整到保护性低压低频通气状态，定期膨肺，及时清除肺内支气管分泌物，定时进行翻身、吸痰等措施。对常规气道清洁困难或出现肺不张的患者，可行纤维支气管镜检查及清除气道内黏稠的痰液及血块。对单纯循环辅助的患者，如能脱离呼吸机辅助，则应拔除气管插管，在清醒及自主呼吸状态下进行循环辅助，以减少肺部并发症。

5. 减轻炎性反应

ECMO 过程中无法避免血液与人工材料接触导致的全身性炎性反应，但尽可能选用生物相容性较好的 ECMO 装置及适当使用糖皮质激素等抗炎性反应药物，可在一定程度上减轻包括肺组织在内的全身性炎性反应。

6. 开胸探查

对胸腔内出血的患者，在控制抗凝和补充缺失的凝血因子后仍不能改善的条件下，应积极进行开胸探查，清除胸腔内血块及积血，并进行仔细的外科止血。

7. 终止 ECMO

ECMO 过程中密切观察心肺功能状态，在心肺功能得到充分恢复后应及时终止 ECMO 辅助，以减少肺部并发症的发生。对 ECMO 长时间（2~3周）辅助仍不能脱离支持的小儿患者，在心脏超声检查确认动脉导管已不存在显著的左向右分流及再次排除全肺静脉异位引流后，可在进一步调高呼吸机通气参数的同时降低 ECMO 流量和试停 ECMO。如不能终止 ECMO 辅助，则需要行心脏导管检查或进行肺组织活检，以排除心脏可矫治的解剖学畸形或先天性肺淋巴管扩张等不可逆病变。如未发现心肺可矫治的损害，必须决定是否终止 ECMO 支持，如果 ECMO 支持已明显改善了目标体征而又无任何并发症发生，也可以继续 ECMO 辅助；否则，可考虑终止辅助。

九、末端肢体缺血的预防及处理

在股动、静脉插管时，插管侧下肢血液供应及静脉血液回流将受到不同程度的影响，即引起末端肢体缺血，严重时可导致肢体缺血性坏死。此外，在缺血肢体恢复血供后，局部积聚的代谢产物进入血液循环，可产生全身性毒性作用。

（一）原因

1. 插管局部血栓形成

插管局部血管远端血流速度和血流状态无法避免将出现不同程度的异常。由于血管插管的非生物表面和 ECMO 时不完全的血液抗凝，长时间局部血流速度减慢和湍流形成可导致在插管处远端血管内形成血栓和血管栓塞。

2. 插管口径过大或插管方法不正确

外周动脉血管插管口径过大或对插管动脉进行阻断，将严重影响插管远端的肢体动脉供血。股静脉管过粗或对静脉插管使用阻断带时，在静脉侧支循环不良的情况下将导致插管侧下肢静脉淤血。

（二）预防及处理

1. 适当的抗凝

尽可能维持稳定的全身性血液抗凝，避免局部血栓形成和血管栓塞。

2. 选择合适的外周血管插管

ECMO 血管插管的选择与常规体外循环比可相对较小，可在直视下根据血管的直径选择薄壁和口径较外周血管稍小的血管插管。如动脉血管较细，无法选择更小口径的动脉插管时，需要在动脉灌注管分出侧支对插管部位远端肢体进行动脉灌注；在静脉插管受限于血管口径时，可考虑建立第 2 条静脉引流通道。

3. 正确的插管技术

切开皮肤和皮下组织，在直视下进行血管插管。一方面可根据血管的直径选择适当口径的血管插管；另一方面可通过在血管壁做荷包缝合，以避免插管血管的完全阻断和局部出血。

4. 密切观察插管肢体的末梢循环

ECMO 过程中，特别是在 ECMO 早期，密切注意插管肢体的循环状态，如温度、颜色和动脉搏动等。必要时可行局部超声检查，以评价插管位置及局部血流状态。发现肢体缺血时，应重新打开插管部位的伤口，并通过动脉灌注管分流一侧支，建立对插管远端肢体的动脉灌注通道，必要时可更换插管位置或增加插管。

5. 切开减压及截肢

如肢体因缺血肿胀明显，应行筋膜切开术进行减压，避免肢体坏死；对已出现肢体坏死的患者，为避免坏死组织内大量毒性代谢产物在恢复循环时释放入血导致全身性损害，需要进行截肢手术，以保证患者生命安全。

十、多器官功能衰竭的预防及处理

多器官功能衰竭是指同时或相继发生两个或两个以上器官或系统功能障碍或衰竭，不能维持自身的生理功能，从而影响全身内环境稳定的临床综合征。多器官功能衰竭是 ECMO 支持治疗的对象，同时也是长时间 ECMO 支持患者终末期常见并发症，是 ECMO 治疗失败及患者死亡的主要原因之一。临床表现为心、脑、肺、肾、肝和胃肠等生命重要器官的功能不全。

（一）原因

1. 术前器官功能受损

需要 ECMO 支持的危重患者术前均存在循环或（和）呼吸功能严重障碍。组织供血或供氧不足、代谢障碍及酸中毒等将导致不同程度的生命重要器官功能受损。ECMO 前的外科手术及患者经历体外循环，也是 ECMO 术前全身性损伤的重要因素。尽管在 ECMO 之前器官功能可能表现为基本正常，但此时器官功能受损可能仅处于相对稳定的临界状态。

2. 术中器官功能损伤

上述所有导致生命重要器官损伤的因素都可能成为导致 ECMO 术中或术后多器官功能衰竭的原因，特别是 ECMO 人工装置非生物表面诱发的全身性炎性反应、缺血或缺氧后组织再灌注损伤、广泛血栓形成引起微循环障碍、全身性感染导致的脓毒血症等，是导致或加重 ECMO 患者多器官功能损伤的重要因素。

（二）预防及处理

1. 全面监测机体情况

ECMO 过程中除需要进行血压、末梢循环、尿量、中心静脉压及机体内环境改变等监测外，还需要常规监测肺动脉楔压、心排血量、心脏收缩状况及肺血管阻力的动态变化，以保证循环系统功能稳定和重要器官的组织灌注。此外，还需要密切关注患者凝血功能、肝肾功能、中枢神经系统功能及肺气体交换功能等及全身性感染相关指标的变化。

2. 及时评价和综合处理器官功能变化

目前对多器官功能衰竭缺乏特异的干预手段，预防是最好的治疗。ECMO过程中要尽可能保证全身组织的灌注和维持良好的机体内环境。动态评价各重要器官功能的变化，在出现功能损害征象时，一方面，需要及时分析原因，避免导致新的损害；另一方面，在单一脏器功能受损时要进行及时的治疗或脏器功能的相关辅助，避免器官功能障碍所致相邻器官并发症。特别需要注意积极预防及控制全身性感染。

3. 重视全身性营养支持

ECMO 是对危重患者持续较长时间的支持治疗措施，由于患者术前存在不同程度的病理生理状态，且 ECMO 过程中人工呼吸和循环导致难以避免的非生理状态对机体内环境的持续影响，此过程中合理的全身性营养支持，如保持充分的能量供应和及时纠正低蛋白血症等，可提高患者对 ECMO 支持的耐受能力和帮助重要器官功能恢复。

4. 及时建立和撤除 ECMO 支持

一旦患者出现 ECMO 使用指征时，应尽快建立 ECMO 并适当调整 ECMO 相关参数，及时为患者提供有效的心肺支持，以缩短机体全身性缺血和缺氧时间，减轻 ECMO 前重要器官的损伤。ECMO 过程中，密切注意患者自身循环和呼吸功能的恢复情况，在心肺功能得到充分的恢复后及时调整辅助参数，并适时将人工呼吸和循环逐渐过渡到自身呼吸循环，避免不必要的长时间辅助。

ECMO 在为循环系统功能或（和）呼吸系统功能提供支持的同时，难以避免通过血液及循环系统的异常改变对机体组织代谢及各器官功能产生负面影响。由于 ECMO 技术较为复杂，临床处理涉及几乎所有生命重要器官，各个环节均存在出现并发症的可能。此外，机体各生命重要器官或系统功能之间存在密切关系。在并发症的认识和处理方面，更需要进行综合评价和及时处理。由于随着 ECMO 时间的延长，各种并发症的发生率呈明显上升表现，ECMO 过程中，一方面需要通过控制 ECMO 各种参数，以确保辅助效果；另一方面需要对患者自身循环及呼吸功能的恢复情况，特别是对相关并发症的发生情况进行及时阶段性评价和综合性处理，在循环或（和）呼吸功能得到相对充分的恢复时，及时撤除 ECMO 支持，以减少并发症的发生。ECMO 治疗的成功或失败很大程度上依赖于对相关并发症的认识和处理。此外，开发低损伤、安全及简单的 ECMO 系统，改善呼吸、循环系统的管理及安全的抗凝治疗，都将从不同方面改善心肺支持效果，降低 ECMO 并发症及死亡率。

主要参考文献

［1］祁绍艳，王文涛，陈春艳，等．急性呼吸窘迫综合征体外膜肺氧合治疗后并发症对预后的影响［J］．山东医药，2016，56（13）：87－89.

［2］CALL MAÑOSA S, PUJOL GARCIA A, CHACÓN JORDAN E, et al. Individualised care plan during extracorporeal membrane oxygenation. A clinical case［J］. Enfermeria intensiva, 2016, 27（2）：75－80.

［3］ALAPATI D, JASSAR R, SHAFFER T H. Management of supplemental oxygen for infants with persistent pulmonary hypertension of newborn：a survey［J］. American journal of perinatology, 2017, 34（3）：276－282.

［4］SONG J H, WOO W K, SONG S H, et al. Outcome of veno－venous extracorporeal membrane oxygenation use in acute respiratory distress syndrome after cardiac surgery with cardiopulmonary bypass［J］. Journal of Thoracic Disease, 2016, 8（7）：1804－1813.

［5］DALLE AVE A L, SHAW D M, GARDINER D. Extracorporeal membrane oxygenation（ECMO）assisted cardiopulmonary resuscitation or uncontrolled donation after the circulatory determination of death following out－of－hospital refractory cardiac arrest－An ethical analysis of an unresolved clinical dilemma［J］. Resuscitation, 2016, 108：87－94.

［6］DZIERBA A L, ROBERTS R, MUIR J, et al. Severe Thrombocytopenia in Adults with Severe Acute Respiratory Distress Syndrome：Impact of Extracorporeal Membrane Oxygenation Use［J］. ASAIO journal, 2016, 62（6）：710－714.

［7］NGUYEN D N, HUYGHENS L, WELLENS F, et al. Serum S100B protein could help to detect cerebral complications associated with extracorporeal membrane oxygenation（ECMO）[J]. Neurocritical care, 2014, 20（3）: 367 – 374.

[8] FRANCK L S, VILARDI J, DURAND D, et al. Opioid withdrawal in neonates after continuous infusions of morphine or fentanyl during extracorporeal membrane oxygenation [J]. American journal of critical care, 1998, 7（5）: 364 – 369.

[9] HUSAIN – SYED F, SLUTSKY A S, RONCO C. Lung – kidney cross – talk in the critically ill patient [J]. American journal of respiratory and critical care medicine, 2016, 194（4）: 402 – 414.

[10] KILBURN D J, SHEKAR K, FRASER J F. The complex relationship of extracorporeal membrane oxygenation and acute kidney injury: causation or association? [J]. Biomed research international, 2016.

[11] GARCÍA – CARREÑO J, SOUSA – CASASNOVAS I, DÍEZ – DELHOYO F, et al. Vein thrombosis after ECMO decannulation, a frequent and sometimes missed complication [J]. International journal of cardiology, 2016, 223: 538 – 539.

[12] LOTHER A, WENGENMAYER T, BENK C, et al. Fatal air embolism as complication of percutaneous dilatational tracheostomy on venovenous extracorporeal membrane oxygenation, two case reports [J]. Journal of cardiothoracic surgery, 2016, 11（1）: 102.

[13] 黑飞龙, 龙村, 于坤, 等. 体外膜肺氧合并发症研究 [J]. 中国体外循环杂志, 2005, 3（4）: 243 – 245.

[14] TAROLA C L, NAGPAL A D. Internal jugular vein avulsion complicating dual – lumen V – V ECMO cannulation: an unreported complication of avalon cannulas [J]. The Canadian journal of cardiology, 2016, 32（12）: 1576. e5 – 1576. e6.

[15] NASR V G, FARAONI D, DINARDO J A, et al. Association of hospital structure and complications with mortality after pediatric extracorporeal membrane oxygenation [J]. Pediatric critical care medicine, 2016, 17（7）: 684 – 691.

[16] MARTUCCI G, LO RE V, ARCADIPANE A. Neurological injuries and extracorporeal membrane oxygenation: the challenge of the new ECMO era [J]. Neurological sciences, 2016, 37 (7): 1133 – 1136.

[17] 高国栋，吕琳，胡强，等. 阜外医院 10 年间成人体外膜肺氧合支持治疗回顾：治疗策略及影响因素分析 [J]. 中华危重病急救医学，2015, 27 (12): 959 – 964.

[18] PARK J H, HER C, MIN H K, et al. Nafamostat mesilate as a regional anticoagulant in patients with bleeding complications during extracorporeal membrane oxygenation [J]. The International journal of artificial organs, 2015, 38 (11): 595 – 599.

[19] HRYNIEWICZ K, SANDOVAL Y, SAMARA M, et al. Percutaneous venoarterial extracorporeal membrane oxygenation for refractory cardiogenic shock is associated with improved short and long term survival [J]. ASAIO journal, 2016, 62 (4): 397 – 402.

[20] KRUEGER K, SCHMUTZ A, ZIEGER B, et al. Venovenous extracorporeal membrane oxygenation with prophylactic subcutaneous anticoagulation only: an observational study in more than 60 patients [J]. Artificial organs, 2017, 41 (2): 186 – 192.

[21] CULBRETH R E, GOODFELLOW L T. Complications of prone positioning during extracorporeal membrane oxygenation for respiratory failure: a systematic review [J]. Respiratory care, 2016, 61 (2): 249 – 254.

[22] NASR D M, RABINSTEIN A A. Neurologic complications of extracorporeal membrane oxygenation [J]. Journal of clinical neurology, 2015, 11 (4): 383 – 389.

[23] BANJAC I, PETROVIC M, AKAY M H, et al. Extracorporeal membrane oxygenation as a procedural rescue strategy for transcatheter aortic valve replacement cardiac complications [J]. ASAIO journal, 2016, 62 (1): e1 – e4.

[24] NASR V G, FARAONI D, DINARDO J A, et al. Adverse outcomes in neonates and children with pulmonary artery hypertension supported with ECMO [J]. ASAIO journal, 2016, 62 (6): 728 – 731.

［25］ LORUSSO R, BARILI F, MAURO M D, et al. In – hospital neurologic complications in adult patients undergoing venoarterial extracorporeal membrane oxygenation: results from the extracorporeal life support organization registry ［J］. Critical care medicine, 2016, 44 （10）: e964 – e972.

［26］ TANAKA D, HIROSE H, CAVAROCCHI N, et al. The impact of vascular complications on survival of patients on venoarterial extracorporeal membrane oxygenation ［J］. The annals of thoracic surgery, 2016, 101 （5）: 1729 – 1734.

［27］ MURPHY D A, HOCKINGS L E, ANDREWS R K, et al. Extracorporeal membrane oxygenation – hemostatic complications ［J］. Transfusion medicine reviews, 2015, 29 （2）: 90 – 101.

［28］ LOU S, MACLAREN G, PAUL E, et al. Prevalence of dysglycemia and association with outcomes in pediatric extracorporeal membrane oxygenation ［J］. Pediatric critical care medicine, 2015, 16 （3）: 270 – 275.

［29］ MATEEN F J, MURALIDHARAN R, SHINOHARA R T, et al. Neurological injury in adults treated with extracorporeal membrane oxygenation ［J］. Archives of neurology, 2011, 68 （12）: 1543 – 1549.

第九章 ECMO 的撤机及护理

ECMO 是一项对机体有创的治疗方式，辅助时间越长，其并发症发生率越高，预后越差。有研究表明，心脏术后接受 ECMO 辅助治疗时间超过 120 h 的患者生存率明显降低，因此，当患者心肺功能恢复后就应该尽早考虑撤机。

第一节 ECMO 的撤机指征

经过一段时间的 ECMO 支持后，当决定撤离 ECMO 的时候要考虑很多问题，没有绝对的撤离标准适用于所有患者。最佳目标是心肺功能充分恢复，呼吸机设置和正性肌力药物减到最少。必须权衡继续使用 ECMO 的利弊，在一些病例中低泵流量下行超声心动图检查可提供有用的信息。当患者各项指标符合下列情况时可考虑试行停止 ECMO。

（1）心功能恢复的标志：血流动力学参数正常，脉压恢复正常，动脉和静脉血氧饱和度恢复正常，心电图正常，超声心动图收缩、舒张功能正常。

（2）肺功能恢复的标志：在不改变呼吸机和 ECMO 辅助参数情况下出现 PaO_2 增加或 $PaCO_2$ 降低，气道峰压下降，肺顺应性增加，动脉氧含量增加，血气指标和水、电解质正常，二氧化碳含量减少和胸部 X 线片改善。

如 ECMO 支持 1 周后出现不可逆的脑或肺的损伤、其他重要器官功能的衰竭或顽固性出血，应终止 ECMO。

一、V–V ECMO 撤机指征

ECMO 撤出前可以通过降低流量和降低氧合器氧浓度的方法评价患者自体肺功能。加大呼吸机氧浓度到 100%，观察患者 PaO_2，如果患者随 FiO_2 的提高 PaO_2 也迅速增高，证明患者肺功能良好。调节通气参数到预计停 ECMO 后可接受的状态，低流量下血气指标较好，可以关闭氧合器气源，封闭氧合器气体进出口，观察 1 ~2 h 再查血气，如果血气指标可以接受，可考虑停 ECMO。

二、V - A ECMO 撤机指征

ECMO 辅助期间血流动力学平稳，当机械通气达到 $FiO_2 < 50\%$，PIP（气道降压） $< 30\ cmH_2O$，$PEEP < 8\ cmH_2O$，血气指标满意时，可逐渐降低氧合器的氧浓度，并逐渐降低辅助流量（ $< 1\ L/min$），观察患者生命体征，当流量降至正常血流量的 $10\% \sim 25\%$ 后，仍能维持血流动力学稳定，血气指标满意时，可考虑停机。

第二节　撤机前准备

一、充分评估

在给 ECMO 患者撤机前应充分评估 ECMO 患者的治疗效果，判断 ECMO 撤机的可能性。

（一）V - V ECMO 患者的撤机评估

撤机前应评估以下内容：①肺功能恢复程度、肺顺应性是否改善、胸片示肺 X 线是否清晰；②呼吸机参数：气道峰压、潮气量、呼吸频率、FiO_2、PEEP 等；③血气指标：PaO_2、$PaCO_2$、pH 值、乳酸、HCO_3^- 等。

（二）V - A ECMO 患者的撤机评估

撤机前应评估以下内容：①超声心动图显示心肌收缩情况是否改善；②心功能评估如射血分数、心肌酶；③血气指标：PaO_2、$PaCO_2$、pH 值、乳酸、HCO_3^- 等；④血流动力学情况：收缩压、脉压、CVP 等。

二、预撤机测试

（一）V - V ECMO 预撤机测试

逐渐减少直至停止给予氧合器的气流量，血气检查显示 PaO_2、$PaCO_2$

在可接受范围。V－V ECMO 通过减少或直接终止 ECMO 系统的气体供应即可达到预撤机的目的，此期间可以维持 ECMO 辅助流量的恒定，判定自身呼吸功能的恢复情况，如果 30～60 min 或更长时间内血气及循环状态无影响，将可以判定肺功能的恢复而直接终止 ECMO 辅助，并拔出静脉插管。

（二）V－A ECMO 预撤机测试

逐渐减少辅助循环流量，降至心排血量的 10% 或降至 0.5～1.0 L/min；减少强心剂的使用剂量，多巴胺、多巴酚丁胺 < 10 μg/（kg·min），MAP、CVP、SvO_2 无大变化。V－A ECMO 预撤机需要循序渐进、缓慢测试，判定心肺功能的恢复情况，V－A ECMO 的预撤机以逐渐降低辅助流量为基础，当辅助流量占患者心排血量的 20% 以下时，可以通过直接夹闭动静脉插管连接部位的 ECMO 管路、同时开放动静脉短路来维持 ECMO 系统循环，观察循环、呼吸功能的改变，通常预撤机的时间可以根据原发病变的严重程度来判定，往往结合血管活性药物及增加呼吸机辅助支持的条件在 30 min 后依然可以维持有效的血流动力学及呼吸功能时，即可考虑拔除动静脉插管。

总之，无论是 V－V ECMO 还是 V－A ECMO，如果预撤机期间发生任何不利于循环及呼吸功能维持的迹象和情况时，均需要立即重新恢复 ECMO 辅助，并重新判定心肺恢复情况。如果预撤机成功并拔除动静脉插管后，可以将 ECMO 系统的动静脉管路连接起来维持 ECMO 的运转状态，以防该患者需要二次辅助时仍然可以使用该套系统来支持。

三、撤机前准备工作

降低 ECMO 流量前要根据患者具体情况制订计划，以动脉压、静脉压、左房压、脉搏氧饱和度、动脉血氧饱和度达到预定目标时可降低流量。如果效果不佳，可适当增加血管活性药物和正性肌力药物。如仍不能改善，应恢复 ECMO 原有血流量。在降低 ECMO 流量时，要增加肝素，使 ACT 维持在 200 s 左右，以防止 ECMO 系统内的血栓形成。在终止 ECMO 1～3 h 后，观察患者情况，如果病情稳定，可拔除循环管道，撤离机器。

目前，大多数心脏中心为了判断是否心肺功能达到了 ECMO 终止的条件，通常尝试短暂停止 ECMO 辅助。这种"尝试终止"在 V－A ECMO 中是通过夹闭动静脉血流而开放动静脉短路来实现的，通常在 15 ~ 30 min 即可判定 ECMO 是否可以终止，有时也有必要将这种尝试延长到2 h。在 V – V ECMO 中，通过停止人工氧合器的气体供应即可达到"尝试终止"的目的，此时 ECMO 系统继续维持循环而无气体交换发生。

V – V ECMO 辅助时，当 70% ~ 80% 的气体交换是由肺脏完成时（ECMO的流量仅为起始流量的20% ~ 30%时），可以考虑停止 ECMO，先停止向氧合器供气，继续转流，监测静脉氧饱和度以观察机体的循环状态。在 V – A ECMO辅助中，辅助流量降至最低，交替钳夹和开放动静脉插管、动静脉短路，待心肺功能稳定后拔除插管。

由于在撤离 ECMO 的过程中流量逐渐下降，因此有些学者建议增加肝素的用量，将 ACT 延长至220 s 以减少血栓形成的可能性。也有些医疗机构在撤离 ECMO 过程中，开放旁路保持泵的流量不低于100 ~ 200 mL/min，防止血流缓慢所引起的血栓。

四、撤机用物准备

撤机时物品有手术衣、血管缝合包、拔管用的手术包、管道钳、药物等。

第三节 ECMO 的撤机

一、撤机步骤

（1）在逐渐降低 ECMO 流量准备撤机期间，ACT 要达到200 s，防止低流量时血栓形成。

（2）如果患者耐受撤机和（或）尝试撤离过程，在符合停机指征的情况下，可予手术拔管。ECMO 团队应做好充分的准备，所有器具设备都应同插管时一样备齐。垫高右侧肩颈部，摆好体位，消毒铺巾，尤其对清醒患者给予必要的镇静、镇痛和肌肉松弛药物，防止躁动。肌松前调高呼吸机设置。在操作过程中，保证气管插管的安全，以及能比较方便地控制和监测输液管道和动脉采样管非常重要。

（3）术者打开动静脉插管部位的敷料，消毒皮肤。

（4）ECMO 观察 10 min，血流动力学稳定。术者分别用血管钳夹闭动静脉插管末端，立即开放动静脉管道之间的短路。除肝素外所有药物和液体，都要直接输入患者体内。ECMO 继续以低流量（＞0.5 L/min）维持管道内血液自身循环，防止血液凝固。

（5）如事先未在动、静脉管道之间建立短路，可先用血管钳夹闭静脉回流与灌注管，停机，停离心泵运转。术者可在钳夹动静脉插管后，分别将插管与 ECMO 管道脱开，并将 ECMO 动静脉管道用 3/8×3/8 直通接头连接起来，开机，开钳，以低流量（＞0.5 L/min）继续维持机内血液自身循环，以备重新转流。否则，停机后 ECMO 管路很快就会形成血栓。

（6）在 ECMO 终止后，应该继续观察患者情况 1～3 h，病情稳定则剪开动脉插管固定缝线，先拔动脉插管，修复血管，缝合切口，再拔静脉插管，缝合切口。

（7）如插管是经皮穿刺，静脉插管拔管后局部压迫不少于 30 min，动脉插管拔管后局部压迫不少于 1 h，再用弹力绷带加压包扎。

（8）停机，停离心泵运转，关水箱电源，关气源，ECMO 撤离。

二、V－V ECMO 的撤离

逐渐降低泵流量，停止氧合器供氧。由于 V－V ECMO 不支持循环功能，上述操作实际上已经是脱离 ECMO 的实验。实验过程中和撤离 V－A ECMO 一样要仔细监测生命体征，监测动脉血气，根据需要调整呼吸机设置。停机后在无菌条件下拔出静脉管，认真清理创口，修复血管，新生儿不需修复血管直接结扎即可，体内也不需要使用鱼精蛋白中和肝素。

三、V－A ECMO 的撤离

V－A ECMO 撤离时要有正常平稳的动脉血气指标和乳酸水平，并在超声指导下进行。在超声确定有充分的心室充盈和射血时，逐步增加呼吸机和正性肌力药物的支持，同时渐减 ECMO 流量。再检查血气、乳酸的水平，从而确定有充分的气体交换和氧气供应。当 ECMO 全流量灌注时，混合静脉血氧饱和度常在 90% 以上，而较低的混合静脉血氧饱和度（60%～70%）

提示心功能恢复。随着心功能的改善，ECMO 逐步撤离，更多的血进入肺循环而氧分压逐渐降低。在拔管前，可在循环管道增加一处桥（如果之前没有安装），从而试停 ECMO。撤离时首先应探查并仔细检查插管位置，夹闭动静脉管道停机，并保持动静脉短路开放，通常先拔除动脉插管。先看清并控制好相应血管，钳闭动脉插管，然后拔除插管，最后修复血管。如患者较为紧张，可给予镇静剂。给予肌肉松弛剂，防止拔管时空气吸入静脉系统。拔管前需要静脉注入肝素 100 u/kg，严格消毒铺单，拔出插管，认真清创，仔细修复血管，新生儿可直接结扎动静脉，缝合皮肤伤口，覆盖无菌敷料。术后肝素可以不用中和，也可给予鱼精蛋白中和。

第四节　ECMO 患者撤机的护理

一、撤机前的护理

（一）一般护理

1. 生命体征监测

严密观察患者心率、血压、体温、脉搏、呼吸、意识的变化。要求 MAP > 60 mmHg，以维持脑部和其他重要脏器足够的血液灌注；维持体温于 36.5 ~ 37.5 ℃，并定时检查变温水箱是否运转良好，避免体温过高增加机体氧耗、体温过低致凝血机制及血流动力学紊乱。

2. 血流动力学监测

血流动力学监测包括有创动脉血压、中心静脉压、中心静脉血氧饱和度监测，持续监测 ECMO 血流量，保持转流速度和流量的稳定，维持平均动脉压在 75 mmHg 左右，中心静脉血氧饱和度在 75% 左右，以保证足够的组织灌注。同时根据患者的心率、血压、中心静脉压的变化逐渐减少血管活性药物的用量，中心静脉压维持在 5 ~ 12 cmH$_2$O。监测氧合器前后压力，泵前负压不超过 30 mmHg，泵后正压不超过 300 mmHg。

3. 气道护理

ECMO 治疗过程中，采取肺保护性通气策略，依据血气分析结果调整呼吸机参数，采取小潮气量低压低频的通气方式，使心肺充分休息，监护过程中随时听诊患者肺部情况，按需吸痰，严格无菌操作，预防呼吸机相关肺炎（ventilator－associated pneumonia，VAP）的发生。痰液黏稠、不易咳出者，适当增加湿化量，应用机械排痰仪，同时协助医生膨肺治疗，促进肺复张，必要时用纤维支气管镜辅助。ARDS 患者应采用俯卧位通气辅助治疗，以增加残气量，改变膈肌的运动方式和位置，利于分泌物引流，改善肺依赖区的通气血流灌注，减少纵隔和心脏对肺的压迫，改变胸壁的顺应性，从而改善氧合。俯卧位通气还可改善肺部通气血流比例，促进背侧肺泡复张。应给予机械通气患者适当镇静、镇痛，缓解患者的疼痛、躁动，减少氧耗，保证患者安全舒适，并每天早上定时实施唤醒方案。

4. 出入水量的监测及护理

对 ECMO 患者每小时监测尿量、汇总出入水量，必要时量出为入，保持出入水量平衡。评估患者消化道状态，合理应用肠内营养支持治疗。

5. 皮肤护理

ECMO 患者仰卧位时，枕部、肩胛部、手肘部、骶尾部、足跟易发生压疮；俯卧位通气时，面颊和耳郭、肩缝、女性乳房、膝部、足趾易发生压疮。要求护士工作中做到勤观察，对压疮易发部位早期进行贴膜保护、加强翻身。将软枕铺于床垫上留出空隙使易受压处悬空的"架格法"有利于保护骨骼隆起处皮肤。

（二）并发症的护理

1. 出血

出血是 ECMO 患者最为常见的并发症，需严密监测凝血功能，观察伤口、穿刺点、引流液、大便、全身黏膜等有无出血，减少不必要的穿刺，延长穿刺部位按压时间。

2. 感染

ECMO 期间应严格无菌操作，定时更换伤口敷料，避免局部感染，定时监测体温，定时做血尿细菌培养，遵医嘱应用抗菌药物，加强营养支持以减少感染发生。

3. 血栓形成

ECMO 导致血液成分破坏和出血时抗凝不充分均可导致血栓形成，要避免血栓形成，达到良好的抗凝，要在护理中每小时评估并记录患者的感觉反应、肢体皮温色泽、脉搏强弱等，及时发现及处理机体栓塞，每小时评估患者的神志，防止脑栓塞发生。

二、撤机后的护理

1. 心理护理

ECMO 撤机后，停止镇痛、镇静药，患者逐渐恢复意识和定向力，会产生恐惧感，对烦躁患者要适当约束，防止意外拔管发生。对患者做好宣教，循序渐进增加肢体活动量，指导患者家属多与患者交流，鼓励安慰患者，增强其对康复的信心。护士要多关心呵护患者，减轻其孤独恐惧感。

2. 戒断反应的护理

戒断反应指停止使用药物或减少药物剂量或使用拮抗剂占据受体后所出现的特殊症候群，是由于长期用药后突然停药引起的适应性反应，一般表现为与所使用药物作用相反的症状。ECMO 撤机后，停用镇痛镇静药，可出现大汗、失眠、烦躁、肌肉震颤等戒断反应的症状，护士应严密监测，遵医嘱用药，间歇使用氟哌啶醇 5 mg 肌内注射，以缓解其症状。同时保证患者睡眠环境舒适安静，床单位清洁干燥，满足患者的身心需要。

3. VAP 的预防护理

国内机械通气患者 VAP 的发生率为 18% ～60%，病死率高达 30% ～50%。采取有效的护理措施避免 VAP 的发生意义重大，要求医护人员在进行各项操作时严格遵守无菌治疗原则，规范洗手，加强吸痰护理，及时清理呼吸机管路冷凝水，将患者头端置高位，防止回流。

4. 排泄护理

患者长期应用广谱抗菌药物，可引起肠道菌群失调，在护理工作中应准确记录患者排泄次数、颜色、性状及量，定时留置标本送检，对大便失禁患者做好肛周护理，提前贴膜保护，保持肛周皮肤清洁干燥。

主要参考文献

[1] 龙村. 体外膜肺氧合 ［M］. 北京：人民卫生出版社，2010：189－190.

［2］Meurs K V, Lally K P, Peek G, 等. 危重病体外心肺支持［M］. 李欣, 王伟, 主译. 北京: 中国环境出版社, 2011: 402.

［3］MIANA L A, CANÉO L F, TANAMATI C, et al. Post – cardiotomy ECMO in pediatric and congenital heart surgery: impact of team training and equipment in the results［J］. Brazilian journal of cardiovascular surgery, 2015, 30 (4): 409 –416.

［4］GOTO Y, KATAYAMA S, SHONO A, et al. Roles of neurally adjusted ventilatory assist in improving gas exchange in a severe acute respiratory distress syndrome patient after weaning from extracorporeal membrane oxygenation: a case report［J］. Journal of intensive care medicine, 2016, 4: 26.

［5］SCHMIDT F, JACK T, SASSE M, et al. Awake Veno – arterial extracorporeal membrane oxygenation in pediatric cardiogenic shock: a single – center experience［J］. Pediatric cardiology, 2015, 36 (8): 1647 –1656.

［6］FRANCK L S, NAUGHTON I, WINTER I. Opioid and benzodiazepine withdrawal symptoms in paediatric intensive care patients［J］. Intensive and critical care nursing, 2004, 20 (6): 344 –351.

第十章　ECMO 的转运

ECMO 是难治性呼吸、循环衰竭的有效支持手段，可以提供充足的氧气供应和接近正常心排血量的泵流量，并具有体积较小、可移动、操作相对简便的优点，国外不少医疗中心将其用于危重患者的院内或院际转运，而国内ECMO应用主要集中于大型三甲医院。ECMO 可以暂时代替肺脏和（或）心脏的功能，给肺脏和（或）心脏一个休息和恢复的时机，迅速改善低氧血症，提高组织的氧摄取率，从而改善机体氧代谢，降低病死率，是大部分经过传统治疗无效的重症呼吸或循环衰竭患者的最佳治疗手段。ECMO 机器持续正常运转是保证患者治疗、维持患者生命的基本条件，危重患者使用ECMO作为体外生命支持的一种手段，可为有效和彻底的治疗争取机会。

ECMO 应用的扩展及重症医学的同步发展，使确定患者最终是否对传统治疗无效及何时向 ECMO 中心转运更加困难。因此，非 ECMO 中心及ECMO中心共同的目标就是及早意识到哪些患者可能会受益于 ECMO 并且将其安全转移，不仅减少死亡率，而且减少并发症发生率。

最初，ECMO 转运主要应用于呼吸衰竭的新生儿，随着经验的积累和ECMO技术本身的发展，其应用领域不断扩大，过去认为由于病情过于严重不能转运的患者，而今应用 ECMO 可提供呼吸循环支持，一旦建立起体外转流，很快可使危重症患者的病情稳定，这就使得 ECMO 成为从较远的医疗单位转运不同类型危重患者至 ECMO 中心最有效的方法，越来越多的医生认识到 ECMO 在急性呼吸、循环衰竭中的支持作用。

ECMO 患者院内转运主要是由于常规诊断和治疗的需要，可能涉及多个科室，主要包括病房、急诊、ICU（重症监护治疗病房）、CCU（冠心病监护治疗病房）、手术室等之间的转运，对长时间应用 ECMO 的患者为评价其效果，寻找可能存在的隐患，需要进行 CT 扫描、血管造影等检查和治疗的运送，明确指导未来治疗方案。

现在许多医疗中心开始应用 ECMO，使院外建立 ECMO 成为可能，较远距离的患者可通过救护车、直升机及固定翼飞机安全转运到救治中心。因此，我们将面对 ECMO 的安全转运问题，使得转运救治团队成为必需。专业的 ECMO 转运及治疗团队的技术越来越熟练，协同工作能力越来越完善，使 ECMO 治疗对危重患者致残率和病死率的控制有了更好的帮助。

第一节　ECMO 患者院内转运

一、转运前准备

院内转运要求主管医生制订详细的转运计划，确定参与转运人员，制订好转运路径，专人负责清理转运通道，电梯处于待命状态；与相关科室沟通并确认已经准备就绪；每位参与转运的医生、护士都熟知转运途中自己的职责并了解各个管路的位置。

（一）物品准备

外出备好专用抢救药品，主要包括肾上腺素、胺碘酮、咪达唑仑及琥珀胆碱等抢救药物，以防转运途中患者出现心脏停搏、人工气道脱出及躁动等意外的发生。

ECMO 转运设备包括离心泵，空气－氧气混合调节器，ECMO 配套管道，各个型号动、静脉插管，ACT 测定仪，血氧饱和度监测仪，小型变温器，压力表，多组 UPS，瓶装压缩空气和二氧化碳，便携式监护仪，大型及小型氧气瓶、注射泵及转运呼吸机。ECMO 急救车如图 10－1 所示。

转运前检查所有设备的蓄电是否充足、氧气瓶是否充满氧气，在搬动患者前将监护仪更换为便携式监护仪，可以提供心电图、血压、SpO$_2$ 的监护项目。确认 ECMO 机器蓄电池充满电，离心泵的手摇泵（图 10－2）处于备用状态；关闭水箱节省电能；使用小型氧气瓶充满氧气作为交换气源。

ECMO 所有装备要集中存放，设置物品清单，注意无菌材料的使用日期，小件物品放在箱内，便于携带。ECMO 转运车用来负载 ECMO 的基本设备及一些必备的监测设备，要求体积小巧，方便进出电梯间。

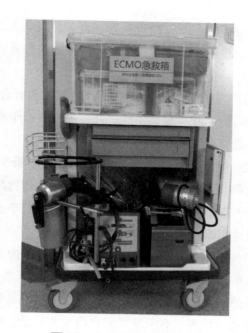

图 10 - 1　ECMO 急救车

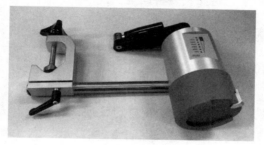

图 10 - 2　ECMO 手摇泵

（二）人员准备

ECMO 转运团队是单独为特殊转运而建立的，涉及人员众多，院内转运时一般基本人员包括外科医生、灌注师、麻醉师、重症医师、护士及其他专科医生的陪同，以确保在转运中有意外情况出现时能够及时、准确地做出反应和给予适当处理。

（三）患者准备

（1）气道管理：在所有危重患者的治疗和护理中，气道管理都处于首要位置。机械通气患者转运前应检查插管深度或气管切开深度及固定情况，确保转运车无床头，患者头部位置易于接近，在搬动患者后立刻核实人工气道的位置。

（2）呼吸功能：为了保证转运途中患者的通气和氧合，要提前调试转运呼吸机至患者转运前的呼吸支持条件，并在出发前给予患者充分吸痰后再将患者的人工气道连接至转运呼吸机。

（3）循环功能：循环波动是危重患者转运过程中最常见的并发症。转运前纠正患者的电解质紊乱，护理人员要将血管活性药物泵提前更换至带有蓄电池的注射泵，并调节带泵液体滴速直至患者血压趋于稳定，在出发前仔细检查静脉通路及注射泵电量情况。

（4）ECMO 患者准备：ECMO 管路患者端进行良好的固定并对插管侧肢体进行约束。转运前将患者输液管路减至最少，仅留下血管活性药物通路，并给予患者充分镇静，以最大限度减少转运过程中由于患者躁动引起的氧耗增加及管路滑脱意外；检查所有引流管固定情况并记录，确认所有引流管通畅并夹闭不必要的引流管路，妥善固定。

二、转运途中的管理

（1）出发前保证转运通道通畅、电梯处于待命状态，并与相关科室沟通做好准备。

（2）安排专人负责患者人工气道的管理，观察患者人工气道的位置，以及人工气道与转运呼吸机的连接是否良好。

（3）密切监测监护仪上患者氧合的变化、呼吸频率及患者胸廓的运动。

（4）转运过程中密切关注血管活性药物泵入情况，警惕静脉通路打折或断开，确认转运途中血管活性药物和带泵液体输注顺利。同时密切观察患者的血压、心率变化情况。

（5）由熟练掌握 ECMO 机器运转及故障排除的专业人员监测 ECMO 机器运转情况、各参数值的变化、ECMO 管路中血液颜色的变化及 ECMO 管路的位置，确保 ECMO 治疗顺利进行；并观察穿刺处有无渗血，置管侧肢体血运情况，以及足背动脉搏动是否良好，有无僵硬、肿胀及苍白等异常。

院内转运距离近，时间较短，转运前的详细计划、准备及转运途中团队的分工合作是保证患者安全和顺利转运的关键。

第二节　ECMO 患者的院际转运

一、转运前准备

（一）物品准备

配备 ECMO 转运车（图 10 - 3），车型设计要紧凑，能够顺利进入救护车、电梯间，甚至飞机内。转运车上层设计为病床，小儿还要另配小尺寸床，能够固定或替换，配备变温毯。床下分割成若干功能区，主要设备区在最底部，包括离心泵、UPS、瓶装压缩空气和氧气、变温水箱等；上层为监测设备，包括氧饱和度监测仪、空气 - 氧气混合调节器、ACT 及 APTT 监测仪、心电图和动脉压力监视器、呼吸机、输液泵等。另外，还需要配备 ECMO 管道包、动静脉插管包、配件箱、药品箱、手术所需消毒器械，以及手术衣、铺单、缝合线等物品包。必备物品要求小型化，便于携带，准备齐全，有物品清单以备查找。

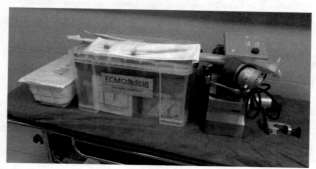

图 10 - 3　ECMO 转运车

如对方单位具有 ECMO 转运的基本设备，只需建立物品清单，要求对方核实，设备到位即可，对不熟悉的医院要仔细核实物品。如需要携带 ECMO 设备，根据患者体重、ECMO 方式等进行选择，使用事先准备好的 ECMO 转运车、管道包、配件箱和药品箱，如有时间可事先预充好 ECMO 管道，带到对方医院，更加节约时间。地面 ECMO 转运时需要的交通工具包括 1 辆救护车和 2 辆大的面包车来装载转运人员及装备。即使采用空中转运，在向机场转运或离开机场时仍需通过地面转运。

（二）人员准备

院外转运人员（图 10 - 4）包括体外循环师、麻醉师、外科医生、护士、内科医生等，特殊患者还需要专业医生跟随。相关人员必须是经过培训、熟悉操作流程、掌握各种设备的使用和维护、具备抢救经验、经过多次合作的医护人员，设立组长，统一管理，内外协调，负责联络、调派、协商事务。

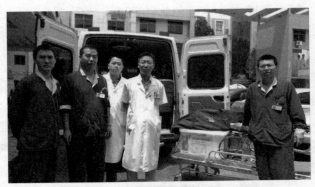

图 10 - 4　转运人员

转运团队成员要求有 ICU 医生 2 名（其中至少 1 名为高级职称医生），体外循环师 1 名，心外科医生 1 名，具备 ECMO 护理资质、工作 3 年以上的 ICU 专科护士 2 名。转运团队由 1 名 ICU 高级职称医生担当指挥协调员，对团队统一指挥协调，确定转运最佳时间及路线。转运前团队各成员检查自己负责的设备及物品是否齐全，并携带患者的记录单，影像资料。转运过程中护士负责管路固定及病情观察，体外循环师负责 ECMO 运转情况，ICU 医生观察及处理呼吸机支持及报警。

（三）患者准备

评估转运风险是重症患者安全转运的基础。血流动力学不稳定，不能维持有效气道开放、通气及氧合是患者转运的相对禁忌证。转运护士要熟悉患者的诊治过程，评估患者的整体状况，做好充分的转运准备：清理气道，检查 ECMO、呼吸机、心电监护仪、输液泵、微量泵及输液管路的情况。ECMO患者植入管路较多（ECMO 管路、动脉管路、输液管路、泵药管路、鼻胃管、尿管等），容易发生意外脱管，为了保证管路安全，转运前分别固定下肢管路（ECMO、动脉管路等）及颈部管路（气管插管、ECMO、输液管路等），防止意外脱管的发生。转运前通知目标医院病区准备床单位及物品，接收患者。

二、转运过程中患者的监测与管理

为防止转运过程中患者躁动和车辆颠簸导致管路移位或脱出，需给予患者持续的镇痛、镇静治疗，对四肢进行保护性约束。转运过程中团队人员分工协作，专人负责密切监测患者呼吸、心率、血氧饱和度及有创血压情况（图 10 - 5）。血流动力学稳定是患者能够安全转运，保证 ECMO 正常运转的前提条件，在转运过程中关注血管活性药物泵入情况，防止因静脉通路打折或断开造成循环波动，动态调节血管活性药物泵入剂量，将转运过程中收缩压维持在 90 ~110 mmHg。观察患者人工气道与呼吸机的连接情况，动态观察动、静脉置管有无移位，如果氧合器出现明显颜色变化，管道内有凝血块、空气或导管抖动等异常情况，及时处理。

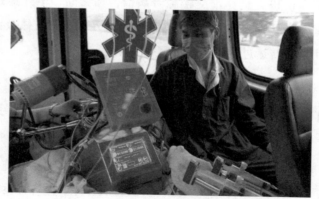

图 10 - 5 转运过程中的监测与护理

三、转运过程中并发症的观察与护理

为避免凝血，患者全身肝素化，因此出血是 ECMO 最常见的并发症，脑出血最为严重，手术创面及插管处是易发生出血的部位。在转运过程中由于无法全面监测患者的凝血功能，故要求转运过程中做到以下几点。

（1）密切观察手术切口、插管处有无渗血情况，置管周围皮肤的颜色及张力，判断有无皮下出血。妥善固定置管，防止插管的轻微移位引发出血。

（2）用注食器经胃管抽吸观察胃液有无咖啡色或血性胃液抽出。

（3）观察双侧瞳孔是否等大，对光反射是否变化，应用格拉斯哥昏迷评分动态评估患者的意识。

（4）严密监测患者的生命体征，严密观察血流动力学的变化，判断有无内脏出血的可能。

插管远端肢体缺血是 ECMO 动脉插管的常见并发症，与动脉插管位置、导管内径、插管技术和动脉插管前定位监测有关。尤其是紧急情况下进行的导管置入，需要格外注意。在转运过程中要比较双下肢皮温，评估足背动脉搏动是否减弱或者消失，皮肤是否出现淡紫色花斑，甲床是否苍白或发绀，以及是否存在下肢肿胀情况发生。转运过程中若观察到置管侧肢体皮温下降，有暗紫色瘀斑，应考虑静脉回流障碍，入院后需立即处理。

四、ECMO 转运后的评估与交接

到达后需向值班人员详细交接患者病情，如诊断、治疗经过、营养状况、皮肤情况、各种管路植入情况、ECMO 模式及参数、液体及血管活性药物的浓度及用量、转运过程中出现的特殊情况等，双方签字。

第三节　ECMO 在器官捐赠供者转运中的应用

对于预行器官捐赠的潜在供者，限于所在医院条件无法实施心脏死亡器官捐赠流程，需转入有条件医院实施，因供者氧合差、循环极度不稳定，转运风险极大，需在 ECMO 支持下实施转运。

一、转运前供者准备

在确定应用 ECMO 辅助转运后，由灌注师评估酸碱、电解质情况，要求尽可能调整至正常，血红蛋白不低于 100 g/L，白蛋白不低于 35 g/L。

二、转运途中 ECMO 的管理

ECMO 建立后，开始进行转流，流量维持在 2.0~3.0 L/min，纯氧通气 2~3 L/min，待血流动力学平稳，将供者带 ECMO 移入救护车，进行转运。转运过程中行心电监护，转运呼吸机纯氧控制呼吸，为减少颠簸对 ECMO 的影响，离心泵下垫放泡沫挡板，所有管道使用宽弹力绷带妥善固定。因救护车条件有限，无法实时监测有创动脉压、动脉血气、血生化、肝脏和肾脏血流，为避免肝肾灌注不足，ECMO 流量控制不低于 3 L/min，供者对肝素的需求量与正常 ECMO 不同，更强调避免器官的微血栓。因此，ACT 监测不是转流过程的重点，要求每半小时追加肝素（100 u/kg）1 次。总之，转运过程 ECMO 管理的重点是维持供者自然心搏，保证肝脏、肾脏灌注。

三、转运至目标医院

进入手术室，在确认各项法律文书齐全后，撤除所有生命支持，ECMO 停止运转，心电图完全呈直线，并维持 5 min，医生宣布临床死亡后，器官获取团队开始获取器官（提前做好物品及消毒准备），ECMO 重新运转，维持流量大于 3 L/min，以修复肝脏及肾脏，至开始冷灌前停止运转，撤除机器。

由于移植技术和器官保存技术的发展，心脏死亡供者成为重要的移植器官来源。而绝大部分的潜在心脏死亡供者需要进行院际转运，我国现有的重症转运主要通过救护车进行，具有时间长、路况复杂、突发情况多等特点，对于呼吸、循环极度不稳的患者，转运风险极大，有可能转运途中心搏停止，不能完成捐赠，造成社会资源极度浪费。V－A ECMO 可以同时辅助呼吸和循环，国外许多 ECMO 中心已经将其作为重要的院际转运生命支持手段。潜在心脏死亡供者，严格意义上并不是患者，此时任何治疗，已经无法逆转其脑损伤向脑死亡发展，脑组织的灌注不需要过于关注，股动、静脉位置表浅，置管相对简单，同时从腹主动脉进行氧合血灌注，可以更好地维护腹腔器官功能。通过股动、静脉插管运转 ECMO 进行心脏死亡供者的体外循环辅助，可以保护供者的肝、肾功能，因此，在潜在心脏死亡供者的转运中，股动、静脉是插管的首选。

为防止出现意外，除灌注师全程跟车，器官获取团队的 2 名外科医生也必须跟车，并带齐所有获取器官的用品，在心脏停搏、ECMO 流量出现意外、不能维持的极端情况下，可以迅速获取器官。

主要参考文献

［1］ KIM G W，KOH Y，LIM C M，et al. The effect of an improvement of experience and training in extracorporeal membrane oxygenation management on clinical outcomes ［J/OL］. The Korean Journal of Internal Medicine ［2016 － 03 － 25］. https：//www. researchgate. net/publication/299434943_ The_ effect_ of_ an_ improvement_ of_ experience_ and_ training_ in_ extracorporeal_ membrane_ oxygenation_ management_ on_ clinical_ outcomes.

［2］ ZIMMERMANN M，BEIN T，PHILIPP A，et al. Interhospital transportation of patients with severe lung failure on pumpless extracorporeal lung assist ［J］. British journal of anaesthesia，2006，96（1）：63 － 66.

［3］ PERIS A，CIANCHI G，BIONDI S，et al. Extracorporeal life support for management of refractory cardiac or respiratory failure：initial experience in a tertiary centre ［J］. Scandinavian journal of trauma resuscitation and emergency medicine，2010，18（1）：28.

［4］ BOLING B，DENNIS D R，TRIBBLE T A，et al. Safety of nurse － led ambulation for patients on venovenous extracorporeal membrane oxygenation ［J］. Progress in transplantation，2016，26（2）：112 － 116.

［5］ 何洹，李鹏，屠伟峰，等. 体外膜肺氧合用于潜在心脏死亡供者的院间转运 ［J］. 中华器官移植杂志，2013，34（12）：737 － 739.

［6］ 郑茹娜，潘利飞，陈琨，等. ECMO 团队合作在基层医院危重病人抢救和转运中的应用 ［J］. 中国护理管理，2016，16（5）：646 － 649.

［7］ 洪小杨，周更须，刘颖悦，等. 体外膜肺氧合在心功能衰竭新生儿转运中成功应用一例 ［J］. 中国新生儿科杂志，2016，31（4）：320.

［8］ BROWN K，DUNNE B，FESTA M，et al. Successful 2000 － kilometer international transfer of an infant receiving extracorporeal membrane oxygenation for severe respiratory failure ［J］. The annals of thoracic surgery，2016，102（2）：e131 － e133.

第十一章　ECMO 患者及其家属的心理护理

第一节　概　述

重症监护病房，简称 ICU，是近年来逐步发展起来的一个综合科室，在国内外医疗救助中的作用和地位越来越突出。ICU 是以危重病患者为救治和服务对象，由一支训练有素、知识全面和有责任心的医护人员，借助先进的监护和脏器支持设备对患者进行积极抢救和连续监测的医疗场所。

ICU 有别于其他临床科室，其环境和性质具有特殊性，在为患者提供救治和抢救监护的过程中，同时给患者带来了很大的压力。患者不但要承受疾病的折磨、各种医疗护理的有创操作带来的病痛，而且心理上要忍受与家属的分离。家属作为患者的支持者和代言人，同样处于一种危机状态，患者家属所经历的精神痛苦甚至比患者更为严重。

ECMO 适应证是心脏和（或）肺脏在发生功能不全的情况下存在功能恢复的可能性，呼吸机高条件下仍不能维持患者的氧合，由此可以看出，ECMO 患者的病情较重，但仍有恢复的可能。

因此，ECMO 患者及其家属比 ICU 其他患者承受着更沉重的经济和精神压力，本章将对 ECMO 患者及其家属的心理进行阐述，并说明如何给予患者及其家属更好的心理护理。

第二节　ECMO 患者的心理及护理

一、ECMO 患者的心理

（一）心理过程

ICU 环境复杂，各种医疗监护设备繁多，限于疾病和治疗因素，ECMO 患者不能随意地支配自己的活动，因此患者会产生一系列的心理问题。ECMO 患者一般会经历以下心理过程。

1. 心理休克期

患者突然陷入严重的疾病状态，心理准备不足，陷入精神崩溃状态，称为心理休克期。

2. 心理冲突期

此期的患者无法面对现实，思想矛盾，注意力不集中，有失落、无助感，焦虑、恐惧、绝望，常以否认机制来减轻心理反应。

3. 退让或重新适应期

患者在回避的基础上开始面对现实，降低原来的期望值，开始调整自己的心态和行为，来适应疾病的状态。

（二）心理特点

ECMO 患者存在一般危重患者的心理特点，即焦虑、抑郁、恐惧、悲哀、失助、绝望等消极情绪，并且会因患者的不同病情变化而发生变化，ECMO 患者存在以下心理特点。

1. 心理差异

病情、年龄、社会文化背景、经济条件等，对患者的心理活动有影响，患者的心理表现出不同的特点。

2. 交流受限

ECMO 患者因气管切开或气管插管应用呼吸机，而失去语言能力，语言交流受到阻碍。

3. 负性情绪

ECMO 患者发病初期可能感到恐惧，继而，恐惧变成焦虑，随着治疗和护理时间的延长、与家属的分离，焦虑可能变成抑郁和无助感。

二、ECMO 患者的心理护理

心理护理是以心理学理论为指导，以良好的人际关系为基础，运用心理学的方法，通过语言和非语言的沟通，改变护理对象不良的心理状态和行为，促进康复或保持健康的护理过程。

心理护理的目标有以下几点：提高良好的心理环境，满足患者的合理需要，消除不良的情绪反应，提高患者适应能力。做好 ECMO 患者的心理护理应注意以下几点。

1. 适时引导，及时给予患者心理安慰

ECMO 患者在经过一段时间的心理适应后，会形成自己的保护机制，针对不同心理时期患者医护人员要进行适当的引导。

（1）心理休克期：此时患者处于崩溃状态，要多引导患者积极向上，多与患者沟通交流，鼓励患者多说话，多倾诉自己，不可放任患者陷入孤独无助的情绪，积极交流是最重要的心理护理措施。交流是彼此间把自己拥有的交给对方，如思想、情感、文化、知识信息和物质等。与危重患者沟通要多用聆听式应答，如"嗯""噢"，切忌反驳和指责患者。说话措辞要恰当，声音要轻柔，面部表情以中性为好，目光中带有安慰和希望，有抚慰、保护之意，使患者感到亲切和安全。

（2）心理冲突期：此期患者否认自己的病情，要对患者进行心理重建，进行疾病健康教育，稳定其情绪，增强其战胜疾病的信心，告诉其目前对该病的最新治疗方式及其治愈率或好转情况，使其主动积极配合救治，提高抢救成功率。

（3）退让或重新适应期：此时患者已经接受了自己的现状，并能配合医护人员的治疗，但是由于患者长时间在病房中，不可避免地会产生压抑烦躁的心理，因此护士应经常与患者多进行沟通，给患者安慰和鼓励，减轻患者的孤独感，帮助患者保持良好的心态，减轻心理压力，更好地配合医生进行治疗。

2. 及时发现患者需求，满足患者需要

患者需要受到医护人员的尊重。最怕被认为"没有治疗价值"而被冷落和放弃救助。医院和科室努力营造一个人性化的，以关心患者、尊重患者、以患者利益和需求为中心的环境。可运用纽曼系统护理模式、奥瑞姆自我护理模式和"日常行为"护理模式等多种护理模式，对患者进行认知、行为、情绪等干预，通过全程心理支持，使患者在心理上得到安慰，变主动－被动型的护患关系为共同参与型的护患关系，并在遇有突发的刺激时，正确采用自我防御机制，摆脱或消除应激造成的不良心理反应，以最佳的心态对待疾病，积极配合救治工作。

3. 提高医疗护理技术，增强患者信心

医护人员的救治水平，对急危重症患者的心理影响很大，每一位患者都希望到一个医疗水平高的医院，找一个医术高的医生救治，对护士的要求也是同样，这就要求护理人员要有一个良好的职业素质，言谈举止得体、大方、仪表整洁、端庄，首先会使患者在心理上有一个良好的印象，再加上扎实的基本功、执行医嘱的准确无误、技术操作的熟练利落，就会让患者看到康复的希望，提高安全感，很快进入被救治的最佳心理状态，提高抢救成功率。

4. 加强责任心，关心患者

护理人员要有较强的责任心，服务态度好，并着重加强生活护理，建立良好的治疗环境。应做好各种基础护理，如皮肤护理、口腔护理等，要注意保持患者肢体的功能位置和卧位的舒适，以便减轻患者的痛苦和不适；预防并发症的发生，协助患者解决生活的困难或安排替代的办法，改善不良的心境。同时，还要保持病室安静、清洁、整齐，减少噪声等不良因素的刺激，加上护理人员热情、周到的服务，谦和的笑脸，必定会维持住患者良好的心境，缩短治疗过程，促进患者早日康复。

护士的医德和技术是患者获得安全感的基础。为了帮助患者缓解心理冲突，减轻精神痛苦，调动患者的积极情绪，护士对患者要高度同情，发扬人道主义精神，周到、热情、谨慎地服务于患者。运用护理心理学知识，了解患者及其家属的不同心态。通过安慰、鼓励、解释、疏导，使患者减轻精神压力，消除疑虑，增强战胜疾病、恢复健康的信心。消除思想顾虑与紧张状态，还应针对每个患者的具体情况做好心理疏导工作，减轻他们心理上的压力。

5. 重视非语言交流，加强患者安全感

有研究发现，在沟通中，非语言沟通占 70%，ECMO 患者常常身上管道较多，并且采用呼吸机辅助通气，不能进行语言交流，患者的心理状况得不到表达，很容易因此产生负面情绪，因此护士要重视非语言的交流，用特殊方式如手势、表情等非语言交流帮助缓解患者心理负担。对于一些特殊情况的患者，还可以利用写字板或卡片等形式进行交流，保证患者的负面情绪得到释放，顺利地完成治疗。

6. 及时帮助患者适应角色，配合治疗

进行 ECMO 的成人患者，其家庭角色和社会角色都受到尊重，甚至是指挥别人、教育别人、调动别人的主动角色。住院后，患者成了受医护人员指挥的被动角色，存在角色适应问题。护士应帮助患者尽快适应角色，解除患者的焦虑、忧郁和恐怖心理。

第三节 ECMO 患者家属的心理及护理

一、ECMO 患者家属的心理

有研究显示，ICU 患者的创伤后应激障碍轻于家属，有患者死亡的家属应激障碍重于存活下来患者的家属。由此可以看出患者家属的心理问题比患者本人更严重，更需要护理人员的帮助和指导。

（一）ECMO 患者家属的心理特点

1. 焦虑较重，身心问题次之

Pochard 等人对 867 位患者家属进行的心理状况调查结果显示，患者家属存在各种各样的心理问题，焦虑是其中最重要的问题之一。危重患者家属经历心理应激后，随之而来的是身心各方面的需求。

2. 心理需求更关注患者而非自身

有调查发现，ICU 患者家属的心理需求表现在五个方面，由强到弱依次为：获得支持、接近患者、获得信息、病情保证、自身舒适。

3. 家属的心理应激受社会人口学因素影响

家属的心理应激因其人均收入、文化程度及医保类别等存在差异。家属文化程度较低者，想要获得支持的要求相对较高。有研究显示，ICU 患者家属存在着较为严重的抑郁，其抑郁程度受家属自身的社会人口学等因素的影响，31～55 岁的患者家属尤其是患者的配偶及受教育程度较低、无社会医疗保障的患者家属是发生抑郁的高危人群。

（二）ECMO 患者家属的心理问题发生原因

1. 患者发病迅速，思想准备不足

因为重症患者一般发病突然，家属往往缺乏思想准备，对其心理冲击较大。

2. 患者病情危重，家属疾病不确定感较高

目前的很多研究都在强调患者的疾病不确定感，对家属的疾病不确定感关注较少。有研究发现，家属疾病不确定感水平越高，其相对应的焦虑水平也越高。通过降低患者家属的疾病不确定感，可在一定程度上降低家属的焦虑、抑郁心理。

3. 沟通不到位，患者家属缺乏相应信息

由于 ICU 环境的特殊性，患者与家属是分开的，家属不能及时得到患者治疗和护理的信息，信息的不对称造成家属的担心。

二、ECMO 患者家属的心理护理

现在的护理模式已由以患者为中心的责任制护理模式逐渐转变为以人为中心的整体护理模式，要求医护人员把患者和影响患者的环境、社会等一系列因素，及患者家属作为一个整体。家属是患者的一部分，家属的情况直接关系到患者的康复。

医护人员要寻求和利用家庭、亲友和社会各方面的精神或物质上的支持作为一种保护性因素，使患者感到有依靠，消除其孤独感，帮助患者稳定情绪，缓和应激源对个体的冲击，从而有利于危重病患者对应激反应的调控。患者家属情绪会感染患者，直接影响患者治疗态度和病情变化等。亲友和家属的理解、体贴、关怀及适时、适度的劝说对患者心境的改善有着极其重要的作用，因此必须做好家属的心理护理。

1. 正视患者家属的心理问题，及时给予护理

由于家属面对病情危重甚至濒临死亡的亲人，心情极度沉重、担忧、恐惧，加之患者家属对医院环境、医务人员的陌生，在患者接受诊治时，家属会产生无助、焦虑感。有研究显示，建立社会支持系统是做好心理干预的一个重要措施。而社会支持干预系统中，家庭支持治疗效果最为显著。关注家属，可以直接影响到患者的治疗态度和病情变化。因此医护人员应该将患者与其家属视为一个整体看待，在对患者进行救治的同时，密切关注家属的心理状况，采取积极有效的针对性措施，改善患者家属的心理健康水平，达到更好地支持患者的治疗效果。

2. 及时沟通，与患者家属做到信息共享

患者家属由于多种原因对目前患者所实施的诊疗和护理措施不了解，因此，医护人员要经常定时地与患者家属进行沟通，减轻家属的担忧。护理人员要充满热情地主动与患者家属沟通，告知住院相关制度、注意事项及治疗器械使用流程等，使其了解救治过程的紧迫性，从而更加积极配合医护人员进行临床救治与护理工作；医护人员在救护过程中动作娴熟、操作规范，可以消除患者家属内心顾虑、疑惑。

同时在沟通过程中，应向患者家属进行健康教育，使其了解患者的病情及预后、常规诊疗措施及原因，提高患者家属对疾病的认识，降低疾病不确定感，缓解患者家属的焦虑抑郁情绪。另外，医护人员通过与患者家属沟通，可暗示、鼓励其表达心理情绪，开展心理咨询，针对性疏导患者家属负面情绪；采用宣传栏等方式宣教急危重症的相关知识及家庭护理保健技能等，以改善急危重症患者预后。

3. 提供探视，增强患者与其家属的联系

向患者家属仔细讲解探视时间及规定，探视时鼓励家属与患者沟通，并积极鼓励患者，提供坚实的社会支持系统，使患者看到希望；舒缓患者的情绪，减轻患者身心痛苦，创造最佳的身心状态，促进护患间的理解与支持，提高治疗护理效果。在允许的情况下，应向他们做好必要的病情介绍，讲明配合治疗的重要性，稳定情绪，使他们主动配合治疗，影响、感染患者的情绪，使救治顺利进行。

同时，通过与患者的沟通，其家属可以看到治疗与护理的效果，提高对医护人员的信任，能更好地了解患者的问题，协助医护人员共同对患者进行治疗。

4. 了解患者家属需求，提供积极的帮助

有研究显示，抑郁与获得支持、接近患者、病情保证有显著相关性，因此，为减轻或避免患者家属出现抑郁等不良心理反应，作为医护人员，应该对这三个方面的需求提供积极的帮助。

获得支持的需求包括表达情感的心理、得到经济和家庭问题的帮助、获得实际的查询指导及被关怀的需求。接近患者的需求包括能探视和见到患者的需求及能经常和医护人员保持联系的需求。病情保证的需求包括医护人员诚恳的态度、让家属感到有希望，以及获得安全感方面的需求。

家属文化程度较低者，想要获得支持的要求相对较高。所以医护人员面对此组人群时，需使用通俗易懂的语言来介绍病情，可以通过发放简单易懂的健康知识手册，帮助其提高对病情及治疗的了解，倾听他们的诉说，给予心理支持和鼓励，以提高社会支持不足的满足程度。

针对患者家属抑郁的程度不同，应着重给予的心理支持也不同，同时心理需求的满足可减轻家人因病情突然加重而入住 ICU 对家属打击造成的不良心理反应。对于老龄、无社会医疗保障、文化程度较低的家属应给予更多的心理支持和帮助。

在临床上对患者进行人文关怀，是医护人员对患者的生命健康权利、尊严需求、人格需求等真诚的关心与关注，体现了医学人道主义精神。在进行人文关怀过程中，不仅要为患者提供常规必需的诊疗技术服务，而且还要为患者提供更多的富含情感与积极精神的服务。这种服务理念随着社会的不断发展，越来越显示它的重要价值。

因此应对患者家属做好人文关怀，包含两个方面：一是对患者的关心，家属通过观察护士对患者的态度及工作，在一定程度上能看出患者受到的关注状态，可以提高对护理的信任。二是对患者家属自身的人文关怀，包括了解患者家属的心理状态，满足患者家属的日常需求等，提高患者家属的满意度。

主要参考文献

[1] 马朋林，王宇，席修明，等. 重症加强治疗病房清醒患者不良住院经历调查分析 [J]. 中国危重病急救医学，2008，20（9）：553－557.

[2] 程爱斌，侯小华，王亦和，等. 综合医院重症患者心理护理干预的研究 [J]. 现代预防医学，2007，34（23）：4547-4548.

[3] 孙四美，夏丽. 心理护理对 ICU 重症患者护理质量的影响 [J]. 国际护理学杂志，2016，35（7）：961-964.

[4] 郑科巍. 分析系统护理干预对 ICU 危重患者心理及生存状况的影响 [J]. 中国实用医药，2016，11（8）：230-231.

[5] GERBRICH E, BOSCH V D, IJSSELSTIJN H, et al. Neuroimaging, pain sensitivity, and neuropsychological functioning in school-age neonatal extracorporeal membrane oxygenation survivors exposed to opioids and sedatives [J]. Pediatric critical care medicine, 2015, 16（7）：652-662.

[6] RISNES I, HELDAL A, WAGNER K, et al. Psychiatric outcome after severe cardio-respiratory failure treated with extracorporeal membrane oxygenation：a case-series [J]. Psychosomatics, 2013, 54（5）：418-427.

[7] TSENG P H, WANG S S, SHIH F J. Changes in health-related quality of life across three post-heart transplantation stages：preoperative extracorporeal membrane versus non-extracorporeal membrane group/clinical trial plan group versus non-clinical trial plan group in Taiwan [J]. Transplantation proceedings, 2012, 44（4）：915-918.

[8] HARRIS-FOX S. The experience of being an "extracorporeal membrane oxygenation" relative within the CESAR trial [J]. Nursing in critical care, 2012, 17（1）：9-18.

第十二章 ECMO 团队的建设与管理

ECMO 团队是由医护人员及相关管理人员组成的一个共同体，它合理利用每一个成员的知识和技能协同工作，解决患者的呼吸及循环系统等问题，达到促使患者恢复健康的最终目标。

在我国大陆地区，ECMO 工作起步较晚，但国内同道的积极努力，充分借鉴发达国家的相关成熟理论和丰富实践经验，使得我国 ECMO 工作起点很高，已经取得了初步的进展。2004 年底国家心血管病中心阜外医院开展首例 ECMO 循环支持，2004—2008 年 36 例 ECMO 循环支持出院率高达75％。随后全国各家医院陆续开展了 ECMO 治疗，在长期的救治协作过程中，各自形成了独有的 ECMO 团队。

ECMO 是一项高投入、高并发症的治疗技术，涉及知识面广，需要多学科共同合作及全方位的综合救治能力。不仅需要硬件上的支持，更需要扎实的理论基础和丰富的实践经验，需要一个团队共同协作，团队成员充分发挥个人优势，形成优势互补，达到共同的目标，确保医疗及护理安全。

第一节 ECMO 团队的结构

一、ECMO 团队负责人

ECMO 团队负责人应该是一位具有资质的重症医学专家，或者是具有一定资质的儿童新生儿专家、胸心血管外科医生、创伤科医生或其他被认可的接受过 ECMO 培训或有 ECMO 管理经验的相关专业人员。团队负责人指挥和协调各组人员的工作，决定整个治疗方案和进程。同时团队负责人在工作中，要具有充分的服务意识、勇于承担责任，创建一个相互信任、开放式沟通、创新思考和有凝聚力的环境。

二、ECMO 上机组

ECMO 上机组成员均需要具有国家承认并授予的基本医疗服务资质，除此之外，上机组成员还需要经过 ECMO 技术培训或具有体外循环工作经验，其主要工作包括三个部分：①ECMO 上机前的物品准备；②ECMO 上机的具体操作；③ECMO 全程的机器管理，故障处理。

三、ECMO 插管组

ECMO 插管由外科医师、麻醉师、灌注师和 ICU 医生共同完成，进行动、静脉的切开置管或经皮穿刺插管及 ECMO 撤机后的拔管和血管修复。

ECMO 治疗团队应首先进行病情讨论，并讨论 ECMO 辅助支持的可行性、ECMO 种类及个性化的具体实施措施。主管医生负责与患者家属做好沟通，将病情讨论结果、进一步治疗措施及 ECMO 支持的相关并发症告知患者及其家属，征得家属同意并签订知情同意书。动静脉插管由团队中血管外科医生完成。麻醉师负责整个 ECMO 建立过程中的麻醉及呼吸循环管理。

四、ECMO 治疗组

ECMO 患者一般由患者的主管医生 24 h 负责，值班医生当班负责，团队其他治疗组成员 24 h 待命，负责患者原发病的治疗及并发症的处理和救治。

五、ECMO 护理组

ECMO 患者的护理由团队内经过 ECMO 专业培训的护士负责，对患者的病情进行密切观察、及时评估并配合医生采取可行的措施，协助监测辅助循环期间的异常情况。

第二节　ECMO 团队的建立

一、团队建立的理论基础

管理学中团队建立的有关理论包括团队的构成要素理论（5P 理论）、团队的特点及要求理论（5P3C 理论）、木桶理论、兵将理论等多个理论，但就团队理论的属性来看，分两大类：一是 5P 理论，二是 5P3C 理论。木桶理论、杯子理论等多个理论为 5P3C 理论的分支及典型特例。5P 理论于 18 世纪至 19 世纪主要由西方管理学者提出，而木桶理论、兵将理论等早在我国 2 000 多年前就以寓言、成语俗语、典故等方式在民间广泛流传。

5P 理论认为一个团队的构成有五个要素（5P）：人员（people）、目标（purpose）、分工定位（place）、权限（power）、计划（plan）。在五要素中，人员是基础和关键，分工定位及权限是保障，目标和计划是具体表现形式。

理念是团队的指导思想及灵魂。贯穿着管理的整体过程及所有环节，是管理中对例外事件或解决问题的"最高释法"。理念有助于树立行业的良好风气和培养从业人员的职业自豪感。"5P3C"理论中的"3C"是指：有一个共同的理念（concept）、强调工作的协调性（cooperative）、合力效能（co - efficiency），一个良好的团队必须有正确的理念为指导。

目标则是理念的具体表达。理念是一个浓缩或相对抽象的概括性概念表述，往往没有时间或阶段的限定因素，而目标则是一个较为具体的描述，一般需要明确或相对明确的时间限定因素，如到什么时间要达到什么程度。目标可以按阶段或时间分长期（规划）目标、中期（规划、计划）目标、短期目标或近期目标等。同时，中长期的目标通过提炼后也可以作为理念的一个概括性表述。因此，在制订目标前，应该先明确理念，根据理念设定中长期目标，再根据中长期目标设置近期目标，同时根据目标设置岗位、组建团队，为保证目标的实现而制定相关管理制度和保障措施，从而形成因事（理念或目标）设岗、因岗聘人、因目标建措施的机制。

ECMO 团队理念具有如下功能：①目标导向，团队要达到的目标即是自己所努力的方向；②凝聚力，使每个人产生共同的使命感、归属感和认同感，反过来逐渐强化团队精神理念，产生一种强大的凝聚力；③激励，通过个人之间正常的竞争来实现相互激励；④控制，团队精神理念所产生的控制力，是通过这个团队内部所形成的一种观念的力量、氛围的影响，去约束、规范、控制个体行为。

二、确定团队目标

目标是有效的激励因素，是团队克服困难、取得胜利的动力。建立高绩效团队首要的任务就是确立目标。目标是团队存在的理由，是团队决策的前提，也是团队运作的核心动力。领导者需要随时进行决策，没有目标的团队只会处于投机和侥幸的不确定状态中，风险系数加大。目标是发展团队合作的一面旗帜，目标来自于团队的愿景，人因梦想而伟大，团队亦然。愿景是勾勒团队未来的一幅蓝图，具有挑战性的愿景可能永远也无法实现，但它会激励团队成员勇往直前的斗志。再重要的任务只能维系团队数日、数月的合作，而愿景则持续不断。好的愿景能振奋人心，启发智慧。但如果没有目标配合完成，愿景只能是一堆空话。目标是根据愿景制定的行动纲领，也是达成愿景的手段。

三、明确团队的组织结构和功能

目标管理推行过程中，完备的组织结构是有效执行目标所必须具备的，不合理的组织结构会拖慢目标执行的进度，对目标执行的绩效产生严重影响。组织结构是否合理，与目标的执行绩效密切相关。因此，必须将组织结构加以完备化、合理化、高效化。

当团队拥有明确目标时，团队合作会非常高效。良好的沟通协作、团队构建规范和程序及效率约束机制可以解决团队中的矛盾冲突。成功的团队认可组织中每个成员的贡献，这包括专家和普通的小组成员，同时认可协调作业的收益，以及明确团队职责和义务，最终团队可以促进组员的成长和队员之间的相互依赖。

团队组织结构和功能的差异取决于患者的需求，繁杂的医疗诊断决定了团队任务，越是想为患者提供高质量的、患者所需的服务，这就越需要团队成员的精诚协作。

团队成员具有两大功能：一是任务功能，实现目标的措施；二是维护功能，形成人际间合力的措施，把握好任务和维护功能的平衡才能使团队产生满意的效果。医院中的团队详细说明了团队建设的规范和程序、专业的层级、团队的目标，基于医疗实践的团队建设面临着团队设置角色不清的挑战。团队设置和任务的多样性意味着团队改变程序并不是轻而易举的，也体现了广义上的"组别"内涵。

四、提高团队人员素质和能力

团队素质是指一个团队解决问题、不断发展进步的能力。团队素质包括成员的专业化水平、管理技能、可识别行为规范、凝聚力、可持续发展等五个方面的内容。团队水平的高低取决于扎实的理论知识和精湛的操作技能、团队内成员的综合能力、团队成员组成的科学合理化和团队的综合管理能力。ECMO 团队在人员素质管理中，应做到以下几点。

（1）重视管理人员的开发，组建一支高效的团队，努力提高团队的管理水平。

（2）根据团队各小组专业特点需求搭建管理层，高、中、低三个层次的管理人员都要学习和培养判断、分析、决策、组织、领导、激励、协调等能力和手段。

（3）加强团队人员的思想政治教育，用规范管理约束团队成员，从而提高团队人员的思想认识水平，使其思想素质的提高从被动变为主动。

（4）加强文化素质培训，结合团队成员的个体差异和实际知识水平，因材施教，深入浅出地制订有效的培训计划，组织团队成员充分利用网络资源，积极参与 ECMO 相关的学术会议，学习 ECMO 最新进展和前沿知识。

五、团队建设能力的提升

打造一流的 ECMO 团队，提高团队的建设能力，主要体现在以下几个方面。

（一）转变 ECMO 团队的管理方式，治"本"

作为 ECMO 团队负责人，应改变传统的管理方式，才能更加有效地开展团队工作。具体可以从以下几个方面着手。

（1）增强团队的理解能力。让团队成员充分理解 ECMO 的工作任务或目标，只有团队成员对工作目标有了清楚、共同的认识，工作时才能步调一致，增加实施过程的紧迫感，从而在团队成员心中树立成就感。

（2）培养团队的责任能力。ECMO 救治的都是急危重症患者，而责任心是工作中必须具有的最基本的职业精神，胜于能力并承载着能力。应鼓励团队成员共同承担责任，培养团队成员的责任心，在 ECMO 救治过程中遇到问题，首先要查找自身原因并认真分析总结，达到最终解决问题的目的。

（3）建立团队的信任能力。信任是团队开展工作、发挥作用的基础，主要体现在两个方面，一是 ECMO 团队负责人能够充分信任团队成员，给予团队成员具有挑战性的工作，鼓励成员创新性地解决问题。二是 ECMO 团队成员之间需要高度信任，协作过程中彼此相信对方的工作能力，同心协力，达到 $1+1>2$ 的工作效果。

（4）提高团队的沟通能力。一是在 ECMO 团队中建立充分的沟通渠道，鼓励团队成员就 ECMO 救治过程中遇见的问题、典型病例等进行充分沟通交流，激发思维的碰撞；二是营造一种和谐、良好的沟通环境；三是建立一种公开、以问题为导向的沟通方式；四是塑造一种积极、正面、共鸣的沟通氛围。

（二）提高团队的综合能力，强"根"

团队的综合能力包括团队的执行能力、学习能力、绩效能力等。

（1）执行能力：团队执行能力是指上级下达指令或要求后，迅速做出反应，将其贯彻或者执行下去的能力。团队执行能力，是把战略决策持续转化成结果的满意度、精确度、速度的一项系统工程，在医疗环境中，团队的执行能力直接反映对患者的救治能力。同时，也表现出整个团队的战斗力，竞争力和凝聚力。

（2）学习能力：学习能力是提高个人工作能力、综合素质的重要手段，是一个团队创造能力、自我超越能力和系统思考能力的综合体现，是团队发展的动力。只有不断地加强学习，提高团队整体素质，才能更好地适应发展需要，促进工作目标的完成，从而推动团队发展。

创建全民学习、终身学习的学习型社会，学习被赋予了崭新的时代意义。每个团队成员都需要找到适合自己的方式不断发展。团队成员的发展才能推进 ECMO 技术和医疗的发展，ECMO 技术和医疗的发展也才能保证其团队成员的进一步发展，互相促进，共同提升。

ECMO 团队成员都要牢固树立终生学习的观念，勤奋学习，不断求知，全面提高自身综合素质，成为 ECMO 领域的行家里手；在工作之余加强学习，关注 ECMO 前沿新动态、新进展，掌握新技术、新业务，不断优化流程，完善管理，进一步提升 ECMO 管理的核心竞争力。

学习需要创新，ECMO 发展更需要创新，学习型团队的核心也需要创新。医护人员不仅要注重在学习内容的创新上下功夫，在学习形式的多样性上下功夫，而且更要在学用结合、学以致用上下功夫，使学习渠道更广、途径更多，内容更新，成效更大。此外，还可以搭建学习平台，邀请在 ECMO 领域有较高造诣的专家学者授课，内容可涉及 ECMO 团队管理、人文素养提升等。

ECMO 团队建设能力的提升要求团队成员努力学习，深入了解 ECMO 的原理和基本方法。对于无经验者，通过学习可对 ECMO 的复杂性和风险有一定感知，一旦接触 ECMO 可对上机过程中遇见的问题进行初步判断和处理。ECMO 治疗过程中可出现各种问题，这需要结合实际和理论知识具体分析判断，才能找到合适的处理方法。ECMO 结束后的学习更为重要，通过全程经验教训的总结，完善修改常规，对于取得长期、稳定、较好的临床效果有积极意义。

（3）绩效能力：工作需要效率和效果，绩效能力反映了团队成员对团队的贡献能力。建立 ECMO 团队有效的绩效管理机制，提高团队绩效能力，对整个团队出色完成工作有着很强的推动作用。

（三）培育团队的文化精神，塑"魂"

团队精神是指团队成员为了团队的利益和目标而相互协作、尽心尽力的意愿和作风，是一流团队中的灵魂。如果没有正确的管理文化，没有良好的从业心态和奉献精神，就不会有团队精神。培养 ECMO 团队精神应包含三个层面的内容。

（1）意识力：要注重培养 ECMO 团队成员的大局意识，注重工作的整体性，要有为团队奉献的精神。注重发挥团队成员的个性，尊重团队成员的个人成就。因人设岗，不拘一格选拔人才，让每一个成员都意识到自己是团队中不可或缺的一部分。

（2）协作力：协同合作是团队精神的核心。ECMO 团队的负责人需要有较强的组织能力。而对于 ECMO 团队成员来说，不仅要注重个人能力，还需要在不同的岗位上各尽所能，互补互助，发挥团队精神。团队协作能力对于一个团队至关重要，团队的根本功能或作用即在于提高团队整体的业务表现，只有协同合作的团队，才能使团队的工作业绩超过成员个人的业绩，团队业绩大于各部分之和。团队的所有工作成效最终会在一个点上得到检验，这就是协作精神。

（3）凝聚力：凝聚力是团队的精神境界，团队精神表现为团队强烈的归属感和一体性，每个 ECMO 团队成员都能强烈地感受到自己是团队当中的一分子，把个人工作和团队目标联系在一起，对团队忠诚，对团队的业绩有荣誉感，对团队的成功骄傲，对团队的困境忧虑。提高团队的凝聚力，需要确立一个目标，树立主动服务的思想，建立系统科学的管理制度，经常沟通和协调，强化激励，形成利益共同体。

第三节　ECMO 团队的管理

一、团队绩效的考核与评价

绩效是行为和产出的综合，是指一定组织、群体或个体在一定环境中表现出来的活动效果，即成绩和贡献。绩效考核的核心在于评价，是改善团队绩效的基础，能为团队的其他管理工作提供依据，是进行团队绩效管理的核心环节，同时也是防止绩效不佳和提高绩效的手段。绩效考核的内容是对团队的经营业绩和效益进行评价，将工作系统内部和外部的多个指标应用信息数学、模糊综合评价、统计学等方法，采取定性分析与定量考核方法相结合，建立评价模型，合理确定指标体系和指标的权重，做出客观、公正的评价，达到持续改进管理的目的。

激励是绩效的另一种表现形式，是应用于动力、愿望、需要、祝愿及类似力量的整个类别。激励理论是管理学中的基础理论，它揭示了人的个体行为和组织行为，以及个体需求和组织目标之间的关系，任何组织无论采取何种管理模式都十分重视激励手段的采用。激励分为两大类：一是经济激励，包括工资收入、福利水平和支付方式等；二是非经济激励，包括荣誉激励、心理激励、工作环境、职业发展机会、培训机会等。激励机制可以充分调动团队成员的积极性，体现团队成员的个人价值并使个人价值和社会公益达到平衡状态，最终为患者提供全程全面优质的医疗服务。

二、团队维护

团队维护是一门科学，也是一门艺术，通过管人达到理事的目的。团队问题的分析与解决是团队维护的重要因素。善于解决问题的能力往往是缜密而系统化思维的产物，团队中的成员都要具备这种能力，有序的思维方式会促进灵感和创造力的产生。ECMO 团队在长期的协同工作中，团队维护方面主要体现在以下几点。

1. 科学管理，全员参与

建立 ECMO 前沿发展资讯收集渠道，及时掌握前沿动态；培养团队成员的业务技能、教学及科研能力，营造全员管理的气氛；鼓励团队成员大胆提议，畅所欲言，修正不足之处，达成共识。

2. 养成慎独习惯，彼此互相督促

团队成员自觉遵守医疗规章制度，规范实施各项医疗措施。彼此取长补短，互相督促。按照医疗常规和流程，制订个体化医疗方案，采取切实可行的措施，使 ECMO 救治过程顺利，达到良好的救治效果。

3. 必要地授权，提升团队成员的责任心

ECMO 团队内推选组织协调能力强，业务技术精湛，积极性高，综合能力强者，为团队负责人。根据团队成员的性格特征、能力、潜力，依各人不同潜质对每位团队成员做出岗位职责描述，采取不同的授权方向，授予一定的权限，参与管理。树立团队成员的主人翁意识，认可团队成员的个人价值，提升团队成员的责任心，增强团队成员的工作成就感。

4. 加强培训，营造积极向上的学习氛围

培养学习和总结的好习惯，一方面学习理论知识，充实自己；另一方面勤于思考，把自己的实务操作经验进行总结并记录。把培训列为 ECMO 团队不断提升的主要内容，做到培训管理制度化，业务培训常态化，培训时间科学化，培训师资学术化，培训课程合理化，培训形式多样化，培训反馈及时化。培训内容以实战经验为主，避免空洞的理念说教，并鼓励团队成员将各自的 ECMO 管理经验与大家分享。培训过程注意研讨气氛，避免填鸭式的单向沟通。最后，对培训效果要有科学的评价方法，以评促建，以评促改，评建结合，重在提升。

5. 做好团队会议管理

团队会议能避免 ECMO 团队决策的片面性，弥补工作裂痕，促进团队关系协调，提高团队效率。与会者参与决策，更易执行，加强了团队的执行能力。另外，团队会议还可以达到团队交流与知识共享的目的。ECMO 团队在会议管理上，要做到会议时间规范、会议流程规范、会议内容规范、会议

频率规范、会议成本规范，最终达到信息共享、动员激励、信息传播、解决
问题和制定决策的目的。

第四节　团队建立的误区

一、团队利益高于一切

（1）强调团队利益高于一切极易滋生小团体主义。团队利益对 ECMO
团队成员而言是整体利益，而对整个科室及医院来说，又是局部利益。过分
强调团队利益，处处从维护团队自身利益的角度出发常常会打破科室及医院
内部固有的利益均衡，侵害其他团队、科室乃至医院整体的利益，从而造成
团队与团队、团队与科室、团队与医院之间的价值目标错位，最终影响到科
室及医院目标的实现。

（2）过分强调团队利益容易导致个体的应得利益被忽视和践踏。如果
一味只强调团队利益，就会出现"假维护团队利益之名，行损害个体利益
之实"的情况。目前不可否认的是，在团队内部，利益驱动仍是推动团队
运转的一个重要机制。作为 ECMO 团队的组成部分，如果个体的应得利益
长期被漠视甚至侵害，那么他们的积极性和创造性无疑会遭受重创，从而影
响到整个团队的竞争力和战斗力的发挥，团队的总体利益也会因此受损。团
队的价值是由团队全体成员共同创造的，团队个体的应得利益应该也必须得
到维护，否则团队原有的凝聚力就会分化成离心力。所以，不恰当地过分强
调团队利益，反而会导致团队利益的完全丧失。

二、忌引入竞争机制

团队精神在很大程度上是为了适应竞争的需要而出现并不断强化的，而
竞争一般情况下会被理解为与外部的竞争。事实上，团队内部同样也需要有
竞争。

在团队内部引入竞争机制，有利于打破"大锅饭"。如果一个团队内部
没有竞争，在开始的时候，团队成员也许会凭着一股激情努力工作，但时间
一长，发现无论是干多干少、干好干坏，结果都是一样的，每一个成员都享

受同等的待遇，那么团队成员的热情就会减退，会选择"做一天和尚撞一天钟"的方式来混日子，这是一种披上团队外衣的"大锅饭"。通过引入竞争机制，实行赏勤罚懒，赏优罚劣，打破这种看似平等实为压制的利益格局，团队成员的主动性、创造性才会得到充分的发挥，团队才能长期保持活力。

在团队内部引入竞争机制，有利于 ECMO 团队结构的进一步优化。团队在组建之初，对其成员的特长优势未必完全了解，分配任务时自然也就不可能做到才尽其用。引入竞争机制，一方面，可以在内部形成"学、赶、超"的积极氛围，推动每个成员不断自我提高；另一方面，通过竞争的筛选，可以发现哪些人更能适应某项工作，保留最好的，剔除最弱的，从而实现团队结构的最优配置，激发出团队的最大潜能。

三、团队内部皆兄弟

不少团队在建设过程中，过于追求团队的亲和力和人情味，认为"团队之内皆兄弟"，而严明的团队纪律是有碍团结的。这就直接导致了管理制度的不完善，或虽有制度但执行不力，形同虚设。

规章制度是质量保证的前提，必须做到规范落实、执行有力，不影响团队成员的根本利益同时又能调动团队成员的积极性。ECMO 上机前、上机中、上机后人员准备，物品准备，以及患者评估、环境评估等任一环节出现问题，都会影响 ECMO 的顺利进行，因此，忌团队成员之间互相迁就，对存在的问题视而不见，一味充当老好人。团队成员必须要有足够的清醒认识，彼此监督，互相把关，确保 ECMO 顺利实施。

四、牺牲小我，才能换取大我

一般情况下，培育团队精神，就是要求团队的每个成员都要牺牲小我，换取大我，放弃个性，追求趋同，否则就有违团队精神，就是个人主义在作祟。诚然，团队精神的核心在于协同合作，强调团队合力，注重整体优势，远离个人英雄主义，但追求趋同的结果必然导致团队成员的个性创造和个性发挥被扭曲和湮没。而没有个性，就意味着没有创造，这样的团队只有简单复制功能，而不具备持续创新能力。其实团队不仅仅是人的集合，更是能量的结合。团队精神的实质不是要团队成员牺牲自我去完成一项工作，而是要充分利用和发挥团队所有成员的个体优势共同做好 ECMO 工作。

因此，ECMO 团队的综合竞争力来自于对团队成员专长的合理配置。只有营造一种适宜的氛围，不断地鼓励和刺激团队成员充分展现自我，最大限度地发挥个体潜能，团队才会迸发出如原子裂变般的能量。

主要参考文献

［1］龙村. ECMO 手册［M］. 北京：人民卫生出版社，2007：249 – 254.

［2］翟晓梅，邱仁宗. 生命伦理学导论［M］. 北京：清华大学出版社，2005：387 – 391.

［3］张声雄. 如何创建学习型组织［M］. 北京：中国社会科学出版社，2003.

［4］吴兆颐. 如何创建学习型团队［M］. 北京：人民出版社，2004.

［5］郭钟泽，谢宝国，郭永兴，等. 团队领导工作投入对团队成员工作态度的影响：一个多层次模型的检验［J］. 中国人力资源开发，2016（5）：67 – 75，84.

［6］王艳子，罗瑾琏，李倩，等. "面子"文化情境下团队领导外部社会网络对团队创造力的影响［J］. 中国科技论坛，2016（3）：145 – 149.

［7］张谦，刘人境，宋艳双，等. 团队反思对团队绩效影响机制研究［J］. 科技进步与对策，2014（21）：137 – 142.

［8］郑茹娜，潘利飞，陈琨，等. ECMO 团队合作在基层医院危重病人抢救和转运中的应用［J］. 中国护理管理，2016，16（5）：646 – 649.

［9］张毅，游达明. 团队反思、团队心理安全感对团队创新的影响———个被中介的调节效应模型检验［J］. 商业经济与管理，2014（8）：26 – 36.

［10］刘峰源. 管理误区二：追求理想团队［J］. 印刷杂志，2016（2）：34 – 36.

［11］李欣，徐凌峰，郭震，等. 体外膜肺氧合临床应用与团队建设———附17 例临床报告［J］. 中国体外循环杂志，2005，3（4）：239 – 242.

［12］梁建，刘兆鹏. 团队建言结构：概念、前因及其对团队创新的影响［J］. 中国人力资源开发，2016（5）：6 – 15.